Christian H. Siebert, Bruno C. Heinz

Tips und Tricks für den Traumatologen

Springer-Verlag Berlin Heidelberg GmbH

Christian H. Siebert, Bruno C. Heinz

Tips und Tricks
für den Traumatologen

Problemlösungen von A bis Z

Reihenherausgeber:
Hansjürgen Piechota, Michael Waldner, Stephan Roth

Mit Beiträgen von H. M. Loick, H. Piechota,
M. Waldner, S. Roth

Mit 185 Abbildungen und 3 Tabellen

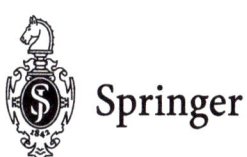 Springer

Dr. med. CHRISTIAN H. SIEBERT
Orthopädische Universitätsklinik
Klinikum der RWTH Aachen
Pauwelsstr. 30
52074 Aachen

Dr. med. BRUNO C. HEINZ
Klinik und Poliklinik für Unfallchirurgie
Sigmund-Freud-Str. 25
53135 Bonn

ISBN 978-3-540-66561-8

Dieses Werk enthält Beiträge aus *Tips & Tricks für den Urologen* (Piechota, Waldner, Roth, Springer-Verlag 1999) und *Tips & Tricks für den Anästhesisten* (Loick, Springer-Verlag, 2000)

Die Deutsche Bibliothek – CIP-Einheitsaufnahme

Tips und Tricks für den Traumatologen : Problemlösungen von A bis Z /
Hrsg.: Christian Helge Siebert ; Bruno C. Heinz. – Berlin ;
Heidelberg ; New York ; Barcelona ; Hongkong ; London ; Mailand ;
Paris ; Singapur ; Tokio : Springer, 2000
  (Tips und Tricks)
  ISBN 978-3-540-66561-8   ISBN 978-3-642-57171-8 (eBook)
  DOI 10.1007/978-3-642-57171-8

Umschlaggestaltung: de'blik, Berlin/Satz: Mitterweger & Partner GmbH, Plankstadt
SPIN: 10689173   14/3133 – 5 4 3 2 1 0 – Gedruckt auf säurefreiem Papier

Widmung / Danksagung

Wir widmen dieses Buch unseren Familien, vor allem aber unseren Ehefrauen, die neben der aktiven Mitarbeit an diesem Werk, die Toleranz und Unterstützung an den Tag legten, uns die Freiräume für die Fertigstellung zu schaffen.

Love always,

C. H. Siebert   B. C. Heinz

Vorwort

Bei der Betrachtung des Titels dieses Werkes muß die Frage gestattet sein, wer ist der „Traumatologe"?

Die Versorgung des unfallverletzten Patienten ist seit eh und je eine interdisziplinäre Aufgabe, wo neben den Mitarbeitern der Anästhesie, Intensivmedizin und Unfallchirurgie, die Kollegen der entsprechenden Spezialgebiete je nach Verletzungsmuster zu involvieren sind. Bei der Versorgung von Verletzungen des Bewegungsapparates, vor allem bei isolierten Läsionen, gibt es auch zur Jahrtausendwende in Deutschland immer noch Überlappungen zwischen der unfallchirurgischen und orthopädischen Versorgung. Diese Reibungspunkte sind im anglosächsischen Raum gänzlich unbekannt, da der „Orthopedic Surgeon" die gesamte „Knochenchirurgie" eigenständig abdeckt. Die Europäisierung auch der medizinischen Versorgung wird voraussichtlich eine Änderung des Konstruktes im deutschsprachigen Raum bewirken. Entsprechende Kontakte zwischen den beiden großen Fachgesellschaften bestehen bereits, um einen entsprechenden Rahmen für die Vereinheitlichung der „Traumatologie" zu bewerkstelligen.

Der Titel dieses Buches ist somit so gewählt, daß unabhängig von den Entwicklungen, die uns das neue Jahrtausend bescheren wird, sich alle die Berufsgruppen, die bei der Versorgung von Trauma-Patienten involviert sind, entsprechend wiederfinden werden. Überlappungen zwischen der Unfallchirurgie und der Orthopädie gemäß der jetzigen Definition sind bewußt in Kauf genommen worden.

Aachen, im Oktober 1999   C. H. Siebert, B. C. Heinz

Hinweise zur Benutzung

Was *soll* das Buch leisten?

Das Buch soll spezielle, praxisrelevante Problemlösungen *„Tips & Tricks"* vermitteln, die oft unbekannt oder in Vergessenheit geraten sind. Diese sollen die bekannten diagnostischen und therapeutischen *Standards ergänzen* und *Alternativen aufzeigen*. Alle „Tips & Tricks" wurden in anerkannten Fachzeitschriften publiziert und damit auf ihren *Wert und ihre Praxistauglichkeit geprüft*.

Die Vermittlung und Anwendbarkeit dieses Spezialwissens wird durch eine *klare thematische, inhaltliche und graphische Gliederung* erleichtert. *Knapp gefaßte Texte* sowie zahlreiche *Illustrationen* fördern das Verständnis. Die *alphabetische Aufführung* der „Tips & Tricks" *nach Stichworttiteln*, ein detaillierter *Index und Querverweise* helfen beim Auffinden der gewünschten Information. Ausführliche *Quellenangaben* ermöglichen Interessierten das Nachlesen in den relevanten Originalarbeiten. *Herstellerangaben* mit einem Adressenverzeichnis im Anhang erleichtern den Bezug von Spezialartikeln.

Das Buch soll Berufsanfängern und Assistenzärzten eine Ergänzung zu dem vom jeweiligen Ausbilder vermittelten Standardwissen sein und so die *Ausbildung* unterstützen. Es soll der *Weiterbildung* von berufserfahrenen Kollegen und Fachärzten dienen, die keine ausreichende Möglichkeiten haben, das Spektrum ihrer diagnostischen und therapeutischen Kenntnisse durch entsprechendes Literaturstudium, durch Fortbildungen oder Hospitationen zu erweitern. Es soll in Klinik und Praxis als schnelle Nachschlagemöglichkeit zu erprobten und alltagsrelevanten *Problemlösungen* beitragen.

Was *soll* das Buch *nicht* leisten?

Das Buch soll weder ein *differentialdiagnostisches Lehrbuch* sein, noch will es in Konkurrenz zu anderen *Standardwerken* treten. Es ist auch keine *Operationslehre* im klassischen Sinne.

Was *kann* das Buch *nicht* leisten?

Das Buch beinhaltet die nach subjektiven Kriterien der Autoren zusammengestellten und überarbeiteten „Tips & Tricks" für Traumatologen. Damit umfaßt es das gesamte weite Spektrum aller diagnostischen und therapeutischen sowie operativen und konservativen Möglichkeiten, die unser Fach so vielseitig, interessant und unverzichtbar machen. Dennoch kann diese Sammlung *keinen Anspruch auf Vollständigkeit* erheben, da bisher *nur publizierte „Tips & Tricks"* aufgenommen werden konnten. Niemand weiß, wieviel wichtige und möglicherweise noch viel hilfreichere „Tips & Tricks" im *Erfahrungsschatz* und in den Köpfen *unserer in Klinik und Praxis tätigen Kollegen* schlummern! Deswegen ist es den Autoren ein besonderes Anliegen, die praxiserfahrenen Leser dieses Buches auf diesem Wege aufzufordern:

Bitte, teilen Sie sich mit!

Gestalten sie eine nächste Auflage dieses Buches mit, indem sie es durch Ihre *persönlichen Erfahrungen und Fertigkeiten* bereichern. Nutzen Sie dieses Podium und bewahren Sie Kollegen und vor allem Patienten vor frustranen Behandlungsversuchen und selbsterfahrener Verzweiflung, indem Sie uns Ihre *eigenen „Tips & Tricks" mitteilen!* Wir würden uns sehr freuen, wenn Sie diesem Aufruf folgen könnten.

Die Herausgeber

Abkürzungsverzeichnis

a.p.	Anterior-posterior
AO	Arbeitsgemeinschaft für Osteosynthesen
ASK	Arthroskopie
BV	Bildverstärker
Charr	Charrière
CT	Computertomographie
HWS	Halswirbelsäule
K-Draht	Kirschner-Draht
LA	Lokalanaesthesie
MC	Metacarpal
ME	Materialentfernung
MT	Metatarsal
NMR	Nuclear Magnetic Resonance
NW	Nebenwirkung
OSG	Oberes Sprunggelenk
PDA	Periduralanaesthesie
PEG	Perkutane endoskopische Gastrotomie
TEP	Total Endoprothese
UFN	Unaufgebohrter Femur-Marknagel
USG	Unteres Sprunggelenk
UTN	Unaufgebohrter Tibia-Marknagel
VKB	Vorderes Kreuzband
ZVD	Zentralvenöser Druck

Autorenverzeichnis

Dr. med. Bruno C. Heinz
Klinik und Poliklinik für Unfallchirurgie
Sigmund-Freud-Str. 25
53135 Bonn

PD Dr. med. Heinz Michael Loick
Abteilung für Anästhesie und op. Intensivmedizin
Marien-Hospital Euskirchen
Gottfried-Disse-Str. 40
53879 Euskirchen

Dr. med. Hansjürgen Piechota
Klinik und Poliklinik für Urologie
Westfälische Wilhelms-Universität Münster
Albert-Schweitzer-Str. 33
48129 Münster

Prof. Dr. med. Stephan Roth
Klinik für Urologie und Kinderurologie
Klinikum Wuppertal GmbH
Heusnerstr. 40
42283 Wuppertal

Dr. med. Christian H. Siebert
Orthopädische Universitätsklinik
Klinikum der RWTH Aachen
Pauwelsstr. 30
52074 Aachen

Dr. med. Michael Waldner
Klinik und Poliklinik für Urologie
Westfälische Wilhelms-Universität Münster
Albert-Schweitzer-Str. 33
48129 Münster

Inhaltsverzeichnis

Achillessehnennaht, perkutane

A

Ziel

Darstellung einer möglichst einfachen, effektiven, gewebsschonenden sowie minimal-invasiven Technik zur Versorgung von frischen Achillessehnenrupturen.

Problem

Trotz des Aufkommens der konservativen Behandlung der Achillessehnenruptur bevorzugen viele aufgrund der hohen Rupturrate weiterhin eine operative Versorgung dieser Verletzung. Gerade für die ambulante Versorgung wäre ein minimal-invasives Verfahren wünschenswert.

Lösung und Alternativen

Der Eingriff erfolgt in Bauchlage unter Verwendung einer Blutsperre. Direkt über der Rupturstelle wird eine ca. 1 cm lange Inzision, möglichst im Hautfaltenverlauf angelegt. Das Hämatom sollte nach Möglichkeit belassen werden. 10 bis 12 cm über der Rupturstelle wird am medialen und lateralen Rand der Sehne jeweils eine 3 mm große Stichinzision eingebracht. Das Vorgehen wird knapp oberhalb des Calcaneus medial und lateral des Sehnenansatzes wiederholt. Eine Verletzung des N. suralis im Bereich der lateralen, proximalen Inzision kann durch ein stumpfes Spreizen vermieden werden.

Von medial nach lateral kann dann proximal mit einer Ahle (Aesculap) eine 1,2 mm PDS Kordel (Ethicon) durchgezogen werden (Abb. 1a). Durch die Inzision an der Rupturstelle wird dann die Ahle nach lateral proximal vorgeschoben und das Fadenende in die Läsion gezogen (Abb. 1b). Die Kordel wird dann von der von lateral distal erneut eingebrachten Ahle ansatznah ausgeleitet. Die Ahle wird nun von medial distal nach lateral distal eingeführt, um die Kordel quer durch den Sehnenansatz zu führen. Kordelaustritt und -wiedereintritt sollten immer etwas voneinander entfernt oder versetzt sein (Abb. 1c, d).

Der nächste Schritt besteht darin, die Ahle von der Ruptur nach medial distal zu schieben, um wieder das Kordelende aufzunehmen und weiterzuleiten (Abb. 1e). Abschließend wird in gleicher Technik das Ende

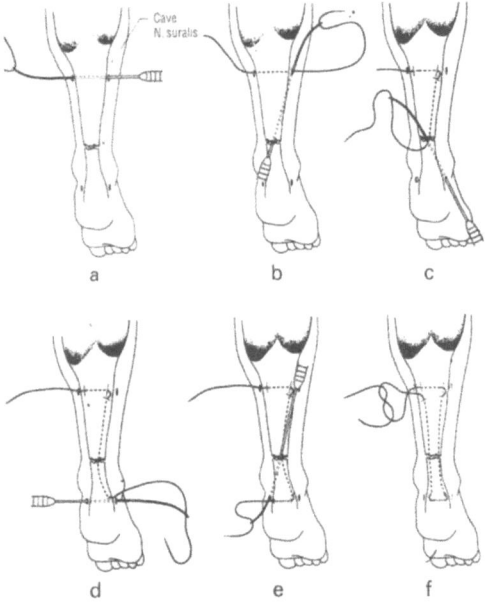

Abb. 1. Schrittweise Darstellung der OP-Technik. Beachte: Der Knoten kommt zum Schutz des N. suralis medial zu liegen.

über die proximal laterale Inzision ausgeleitet und ein Knoten vorgelegt (Abb. 1f). Nun wird der Fuß mehrfach durchbewegt, um ein „Eingraben der Kordel in die Sehne" zu erreichen. Nach Vervollständigung des ersten einfachen Knotens sollten die Spannungsverhältnisse durch mehrfaches Dorsalflektieren kontrolliert werden. Zum Schluß wird über die zentrale Inzision in Höhe der Ruptur mit einem Arthroskopietasthaken oder einem kleinen zwei Zinkerhaken die Sehne nach proximal und distal ausgekämmt, um so den ursprünglichen Faserverlauf nachzuahmen. Zu diesem Zeitpunkt könnte auch Fibrinkleber zum Einsatz kommen. Das Paratendineum wird nun in Einzelknopftechnik verschlossen und die insgesamt 5 Hautinzisionen nahttechnisch oder mit Klammerpflaster verschlossen. Somit wird der Eingriff minimal-invasiv, ambulant durchführbar und kostensenkend. Kombiniert mit einer modernen, frühfunktionellen Nachbehandlung können so auch die Ausfallzeiten reduziert werden.

Die operative Versorgung in der altbewährten offenen Technik stellt wohl am ehesten die übliche Alternative dar, wobei auch ein konservatives Vorgehen in Einzelfällen seine Befürworter hat.

Verfasser

C.H. Siebert

Literatur

Pässler HH (1998) Die perkutane Achillessehnennaht. Sportorthop Sporttrau-matol 14:93 – 95

Amputat, Transport

Ziel

Sachgemäßer Transport abgetrennter Gliedmaßen.

Problem

Der falsche Transport von einem Amputat kann jegliche Aussichten auf eine erfolgreiche Replantation zunichte machen. Die Anlieferung im tiefgefrorenen Zustand oder in Wasser aufgeweicht stellen die häufigsten, im klinischen Alltag beobachteten Fehler dar.

Lösung und Alternativen

Die Replantation von abgetrennten Gliedmaßen ist dank mikrochirurgischer Techniken vielerorts möglich. Der erstbehandelnde Arzt ist für den v.a. sachgemäßen Transport der Amputate verantwortlich. Um diesbezüglich Fehler zu vermeiden, wird der richtige Transport dargestellt.

Das Amputat ist ohne weitere Maßnahmen trocken in mehrere Kompressen zu wickeln und in eine wasserdichte, fest verschlossene Plastiktüte zu plazieren. Die Tüte ist dann in Eiswasser zu legen und z.B. in einer Kühlbox mit dem Patienten weiterzutransportieren (Abb. 1). Ein direkter Kontakt des Amputates mit dem Wasser ist unbedingt zu vermeiden, da sonst Kälteschäden und eine Quellung des Gewebes (v.a. der Intima) auftreten. Da der Erfolg der Replantation im wesentlichen

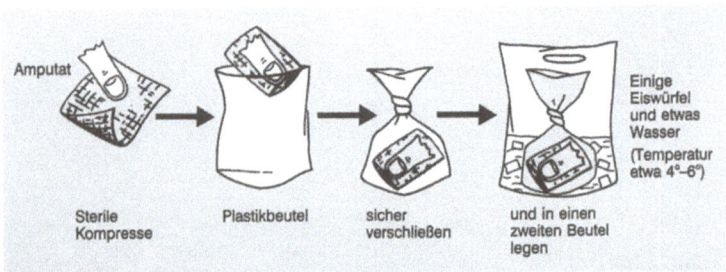

Abb. 1. Korrekte Verpackung eines Amputates zwecks Replantation.

von der Anoxiedauer des Amputates abhängig ist, sollte der schnellstmögliche Transportweg gewählt werden. Das Replantationszentrum muß vor Beginn des Transportes informiert werden.

Für den Bereich des Stumpfes gilt, daß lediglich ein steriler Kompressionsverband angelegt werden sollte, das „Abbinden" ist heutzutage weitestgehend obsolet. Die betroffene Extremität kann zusätzlich hochgelagert werden.

Weiterführende Tips

→ Amputate, Management.

Verfasser

C.H. Siebert

Literatur

Lopatecki M (1990) Der richtige Transport abgetrennter Gliedmaßen. Dt Ärztebl 87:C205–206

Amputate, Management

Ziel

Entnahme von Transplantaten aus Amputaten, die für eine Replantation nicht mehr in Frage kommen.

Problem

Die Behandlung von Verletzungen mit ausgedehntem Weichteilschaden beinhaltet eine Folge zahlreicher Maßnahmen und Eingriffe. Immer wieder ist auch ein Gewebeersatz zur Deckung von Defekten notwendig. Insbesondere beim Polytraumatisierten kann es vorkommen, daß die Quellen zur Gewinnung autologen Transplantatmaterials, sei es nun Spalthaut oder Venen zur Gefäßrekonstruktion, erschöpft sind.

Lösung und Alternativen

Soweit eine Replantation nicht in Frage kommt, sind Amputate wertvolle Transplantatquellen, vor allem für Spalthaut, Knochen und Gefäße. Hierzu wird an einem getrennten Instrumententisch das Amputat vom Assistenten debridiert. Nach einem Wechsel von Abdeckung, Handschuhen und Instrumenten können nach einem vorsorglichen Abstrich potentiell benötigte Transplantate entnommen werden (Abb. 1).

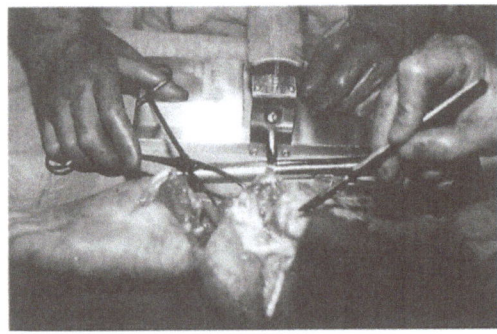

Abb. 1. Entnahme von Transplantaten aus Amputaten, die für eine Replantation nicht mehr in Frage kommen.

Spalthaut kann als Meshgraft steril eingepackt und gekühlt – nicht tief-gefroren – etwa 7 bis 10 Tage aufbewahrt werden. Verwendbare Kno-chen werden entsprechend vorbereitet und tiefgefroren.

Weiterführende Tips
→ Amputat, Transport.

Verfasser
B.C. Heinz

Literatur
Krettek C (1999) Fraktur und Weichteilschaden. Chirurg 69:684–700
Krettek C, Glüer S, Tscherne H (1996) Fraktur und Weichteilschaden. Chir Praxis 51:111–141

Außenbandapparat, Rekonstruktion mit Peronaeus-brevis-Sehne

Ziel

Wiederherstellung möglichst anatomiegerechter Verhältnisse im Bereich des Außenbandapparates des OSG ohne Einschränkung der Gelenkfunktion.

Problem

Für die Rekonstruktion des lateralen Bandapparates im Bereich des Sprunggelenkes werden in der Literatur zahlreiche Verfahren beschrieben. Viele dieser Techniken führen aber auch zu einer Einschränkung der subtalaren Beweglichkeit. Die funktions- und anatomiegerechte Wiederherstellung der Bandstrukturen unter Verwendung von körpereigenem, ortsständigem Gewebe gilt generell als wünschenswert.

Lösung und Alternativen

Bei einer chronischen fibularen Bandinstabilität mit rezidivierenden Supinationstraumen und Unsicherheitsgefühl im Sinne einer veralteten Bandruptur des oberen Sprunggelenkes besteht weiterhin die Indikation zur Rekonstruktion des Bandapparates. Die Wiedergabe der verschiedenen alternativen Operationstechniken würde den Rahmen dieses Buches sprengen.

Die Peronaeus-brevis-Sehne ist ein beliebtes Transplantat für diese Bandrekonstruktion, wobei sie nach der Watson-Jones-Technik distal gestielt in toto entnommen wird. Bei der hier beschriebenen Technik wird nur die Hälfte der Sehnen verwendet und ein zusätzlicher Bohrkanal im lateralen Aspekt des Fersenbeins angelegt. Durch diese Modifikation ist die Transplantatentnahme wenig traumatisierend und der anatomische Verlauf v. a. des Lig. calcaneofibulare wird eher nachempfunden.

Der Patient wird in Rückenlage unter Verwendung einer Blutsperre und eines Kissens unter dem Gesäß auf der ipsilateralen Seite abgedeckt. Der Hautschnitt verläuft entlang der Hinterkante der Fibula bis zur Basis von MT V und weist eine Länge von 10–15 cm auf. Der N. suralis sollte dabei geschont werden. Die Sehnenscheide der Mm. peronei und der laterale Bandapparat werden dargestellt. Nach Identifikation der Brevis-Sehne wird diese über eine Strecke von ca. 15 cm freigelegt und die anterioren 2/3 vom Muskelbauch freipräpariert. Die Sehne wird dann im Längsverlauf hälftig gespalten und ein distal gestieltes, 15–20 cm langes Sehnentransplantat isoliert. Die Sehne wird dann mittels Bunnell-Naht oder Mädchenfänger (s. auch dort) für das Einführen in den Bohrkanal vorbereitet. Mit einem 4,5 mm AO-Bohrer wird dann gemäß des anatomischen Verlaufes des Lig. talofibulare anterius und Lig. calcaneofibulare ein Bohrkanal im Bereich des Fersenbeins, des Außenknöchels und des Sprungbeins angelegt (Abb. 1). Mit Hilfe eines scharfen Löffels können die Kanäle erweitert und von den eigentlichen Bandstümpfen befreit werden.

Im nächsten Schritt wird die Gelenkkapsel im Verlauf des Lig. talofibulare anterius eröffnet und das Gelenk inspiziert, ggf. revidiert. Das Transplantat wird dann durch den Calcaneus unter den Peronaeus-Sehnen schräg durch den Außenknöchel bis in den vertikal angelegten Bohrkanal im Talushals geführt. Der Fuß wird in Neutralstellung und Pronation gehalten und der eigentliche Kapsel-Bandapparat genäht und/oder gerafft. Dann wird das Transplantat in der beschriebenen Position gespannt und mit sich selbst vernäht. Abschließend wird das Sehnenaugmentat mit dem eigentlichen Kapsel-Bandapparat vernäht. Intraoperativ wird noch das Bewegungsausmaß im Bereich des OSG und USG kontrolliert. Nach Verschluß der Sehnenscheide kann der Situs schichtweise geschlossen werden.

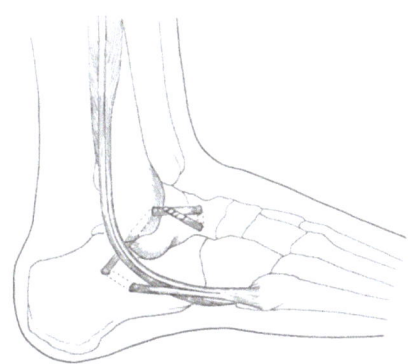

Abb. 1. Graphische Darstellung des Verlaufes des distal gestielten Sehnentransplantates.

Postoperativ wird der Patient im Unterschenkel-langen Gehgips in betonter Pronation bis Ende der 6. postoperativen Woche ruhiggestellt. Nach Gipsabnahme kann mit der physikalischen Therapie inklusive Propriozeptoren-Training begonnen werden. Zum zusätzlichen Schutz wird eine Sprunggelenksorthese verordnet, ggf. in Kombination mit einer Schuhaußenranderhöhung von 4–5 mm.

Weiterführende Tips

→ Sehnen-Passer, schonend und preiswert;

→ OSG-Arthroskopie, Gelenkdistraktion.

Verfasser

C.H. Siebert

Literatur

Colville MR, Grondel RJ (1995) Anatomic reconstruction of the lateral ankle ligaments using a split peroneus brevis tendon graft. Am J Sports Med 23:210–213

Azetabulumfraktur, primäre TEP

A

Versorgung der Azetabulumfraktur des alten Menschen mit primärem alloarthroplastischen Gelenkersatz.

Problem

Die Azetabulumfraktur ist im Vergleich zu Frakturen des koxalen Femurendes beim alten Menschen selten. Beim jungen Menschen ist der Gelenkerhalt wichtigstes Therapieprinzip, dagegen steht beim alten Menschen die umgehende Mobilisation ganz im Vordergrund. Aufwendige und belastende Rekonstruktionsversuche mit unsicherer Stabilität bei oftmals osteoporotischem Knochen erfordern ein differenziertes Nachbehandlungskonzept ohne sofortige Vollbelastung, daß vom alten Menschen nicht geleistet werden kann. So würde eine rasche Mobilisation verhindert werden.

Lösung und Alternativen

Durch eine primäre Alloarthroplastik mit Überbrückung des instabilen Bereiches am Azetabulum mit einer Abstützpfanne kann eine definitive, vollbelastungsstabile Versorgung erreicht werden, ohne daß der operative Aufwand im Vergleich zur üblichen Hüftgelenktotalendoprothese wesentlich größer wäre. Nach üblicher Resektion des Kopf-Hals-Fragmentes, Entknorpelung und Spongiosierung der Pfanne und autologer Spongiosaplastik des Pfannengrundes aus dem Hüftkopf, wird

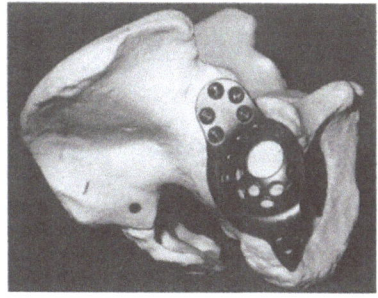

Abb. 1. Überbrückung des Azetabulums bei der Azetabulumfraktur des alten Menschen mit Abstützpfanne (Modell).

eine Abstützpfanne nach Burch-Schneider (Fa. Protek) oder eine Pfannendachschale nach Müller (Fa. Protek) eingepaßt (Abb. 1). Die Burch-Abstützpfanne kann kranial mit bis zu 5 Spongiosaschrauben im Os ilium verankert werden, der kaudale Sporn wird am Os ischium aufgelegt, eingeschlagen oder angeschraubt. Die Implantation der Hüftgelenktotalendoprothese erfolgt dann in üblicher Weise. Postoperativ ist eine sofortige Vollbelastung möglich (Krankengymnastik, Gehwagen).

Weiterführende Tips

→ Beckenringverletzung, Notfallversorgung.

Verfasser

B.C. Heinz

Literatur

Berkhoff M, Kroge Hv, Dallek M, Meenen NM (1997/98) Primärer alloarthroplastischer Gelenkersatz bei der Azetabulumfraktur des alten Menschen. Chir Praxis 53:643–650

Bauchtrauma penetrierendes, Versorgung

Ziel

Algorithmus für die Notfallversorgung des penetrierenden Bauch-
traumas.

B

Problem

Da das penetrierende Bauchtrauma in Deutschland, im Gegensatz
z.B. zu den USA, glücklicherweise nur selten vorkommt, gilt es,
dem Traumatologen einen Algorithmus an die Hand zu geben,
mit dem er sicher diese ungewohnten Gewässer navigieren kann.

Bei penetrierenden Bauchtraumen, v.a. Stichverletzungen, steht und
fällt die Operationsindikation mit der Wahrscheinlichkeit einer Organ-
verletzung. Dies ist vom Verletzungsmechanismus (Waffe, Klingenlän-
gen etc.), Einstichstelle, Körperbau des Patienten und vielem mehr abhängig. Schwierig ist v.a. die Beurteilung von Verletzungen im Bereich
des Rückens und der Flanke, da Verletzungen des Retroperitoneums
nicht einfach zu diagnostizieren sind. Um so seltener man mit dieser
Art der Verletzung konfrontiert wird, um so höher ist die Wahrscheinlichkeit, daß der Traumatologe „überreagiert", was in Folge zu unnötigen Negativ-Laparotomien führt. Im Gegensatz zum stumpfen Bauchtrauma fehlt in der deutschsprachigen Literatur für das penetrierende
Trauma ein akzeptiertes, standardisiertes Management-Konzept. Der
dargestellte Algorithmus soll eine Entscheidungshilfe bieten.

Lösung und Alternativen

Im Rahmen der Notfalldiagnostik von penetrierenden Bauchtraumen
stehen bei Kreislauf-stabilen Patienten der klinische Untersuchungsbe-
fund, die Blut- und Urinuntersuchung, die Sonographie sowie der Rönt-
genthorax im Mittelpunkt. Freie Luft in einer der beiden Körperhöhlen,
auch im Sinne eines Pneumothorax, kann unter Berücksichtigung der
Einstichstelle bei der Entscheidung hilfreich sein, ob primär laparoto-
miert oder thorakotomiert werden sollte.
Die zwingende Indikation zur Exploration jeder penetrierenden Verletzung im Bereich des Abdomens, mit Ausnahme von Schußverletzun-

gen, wird v. a. in der amerikanischen Literatur nicht mehr aufrechtgehalten. Man muß inzwischen von Einzelfallentscheidungen ausgehen. Bei unauffälligen Untersuchungsbefunden mit fehlendem Abdominalschmerz/Peritonismus kann die Überwachung auf einer Wach- oder Intensivstation zwecks Reduktion der Anzahl unnötiger Laparotomien durchaus ausreichend sein. Ein CT des Abdomens kann in der erweiterten Diagnostik für noch mehr Sicherheit bei solch einer abwartenden Haltung sorgen. Vor allem bei Einstichen im Bereich der Flanke und des Rückens dürfen Verletzungen der retroperitonalen Organe nicht unterschätzt werden, da hier die Notfallsonographie, wie aber auch die Peritoneallavage, negativ ausfallen können.

Grundlegend bleibt festzuhalten:

1. Patienten mit Stichverletzungen stationär aufnehmen und überwachen.
2. Engmaschige klinische Untersuchung, Labor-, Urin- und Sonographie-Kontrollen.

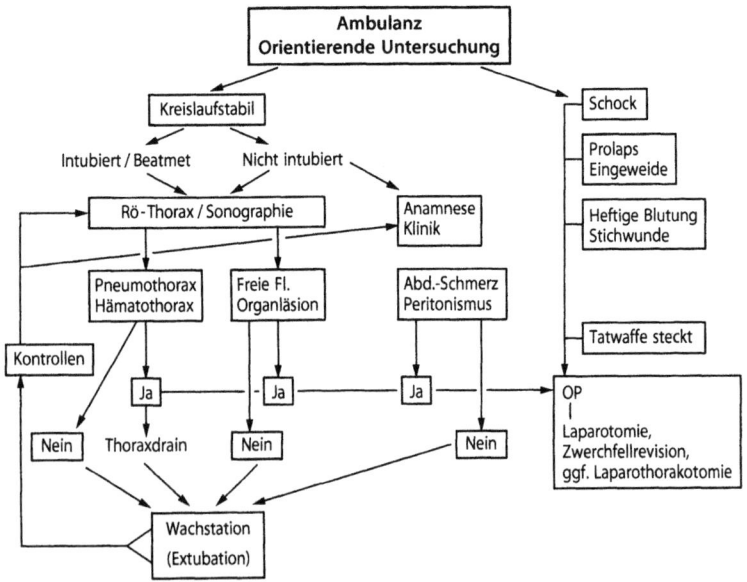

Abb. 1. Algorithmus zur Vorgehensweise bei Messerstichverletzungen.

3. Bei einliegendem Fremdkörper (z. B. Tatwaffe) und bei Schußverletzungen operative Revision.
4. Stichkanal nicht „mal eben" explorieren.
5. Kreislauf-instabile Patienten operativ angehen.
6. Bei pathologischem Urinbefund an Verletzungen des Urogenitalsystems denken, ggf. i.v. Pyelographie durchführen.

B

Weiterführende Tips

→ Bauchtrauma, partielle Milzerhaltung; → Blutstillung, Vena cava;
→ Nierenteilresektion.

Verfasser

C.H. Siebert

Literatur

Coppa GF, Davalle M, Pachter HL, Hofstetter SR (1984) Management of penetrating wounds of the back and flank. Surg Gyn Obst 159: 514 – 518
Schwarz N, Kaminski M, Hirner A, Hinterthaner M (1994) 34 penetrierende Bauchtraumen: Was haben wir gelernt? Langenbecks Arch Chir Suppl: 523 – 525

Bauchtrauma, partielle Milzerhaltung

Ziel

Darstellung einer sicheren, schnellen Versorgungsart bei Milzverletzung, die v. a. bei polytraumatisierten Patienten mit hohem Blutverlust von Vorteil ist.

Problem

Bei stumpfen Verletzungen des Bauchraumes steht die Traumatisierung der parenchymatösen Organe, v. a. der Milz, im Vordergrund. Bis vor einigen Jahren war es noch üblich, eine verletzte, blutende Milz beim Unfallverletzten zu exstirpieren. Auch wenn im Rahmen einer Laparotomie nach Nachweis von freier Flüssigkeit in der Bauchhöhle neben der Exploration die Entfernung der Milz ein schnelles und sicheres Verfahren darstellt, scheint die Splenektomie zumindest unter immunologischen Aspekten nachteilig zu sein.

Lösung und Alternativen

Wegen der Früh- und Spätkomplikationen nach einer Splenektomie werden heute milzerhaltende Verfahren befürwortet. Die Parenchymnaht oder Klebung, auch unter Verwendung eines Kollagenfilzes, bergen ein nicht unerhebliches Nachblutungsrisiko in sich. Die Infrarotkoagulation erweist sich häufig als zeitaufwendig. Die Replantation von autologem Milzgewebe ist dagegen mit Komplikationen, wie Abszeßbildung, behaftet.

Mit der Milzteilresektion unter Verwendung eines Klammernahtgerätes kann eine schnelle und sichere Blutstillung gelingen. Je nach Lage der Läsion muß die Milz in einem ersten Schritt mobilisiert werden, wobei der Gefäßstiel ggf. kurzfristig abgeklemmt werden kann. Erst durch das Vorluxieren der Milz kann das Klammergerät angesetzt werden (Abb. 1). Der zu resezierende Milzanteil wird vor dem Klammergerät vor dem vollständigen Verschluß des Gerätes kapsulär inzidiert (Abb. 2). Die vorquellende Milzpulpa kann somit ohne Einreißen der Kapsel dem Druck des Klammerapparates ausweichen. Der devaskularisierte Anteil des Organs kann dann mit einem Skalpell oder Elektrokauter abgesetzt werden. Es resultiert ein fester und bluttrockener Milzkapselverschluß (Abb. 3).

B

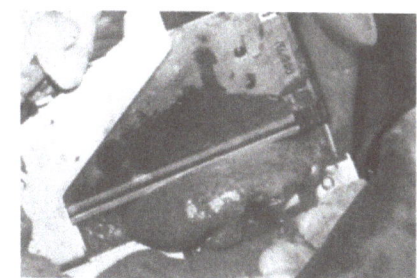

Abb. 1. Ansetzen eines Klammernahtgerätes an die verletzte Milz.

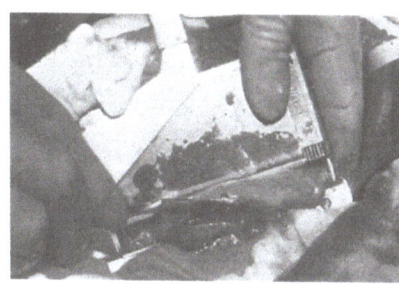

Abb. 2. Inzision des verletzten Milzanteils vor vollständigem Verschluß des Gerätes.

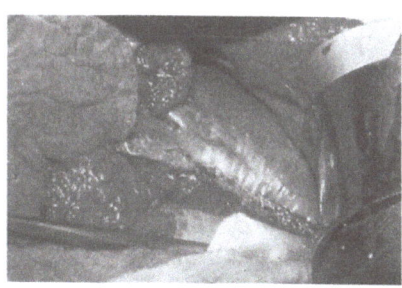

Abb. 3. Abschließender Lokalbefund mit Klammernaht in situ.

Weiterführende Tips

→ Nierenteilresektion; → Bauchtrauma penetrierendes, Versorgung.

Verfasser

C.H. Siebert

Literatur

Altmeier G, Böhmer G (1988) Partielle Milzerhaltung durch Anwendung der Klammernahttechnik. Chirurg 59:172–174

Beckenringverletzung, Notfallversorgung

Ziel

Notfallversorgung und Schockbekämpfung bei Verletzungen im Bereich des hinteren Beckenringes durch eine rasche Reposition und Stabilisierung mit Hilfe der Beckenzwinge.

Problem

Bei v. a. polytraumatisierten Patienten steht der z. T. massive venöse Blutverlust bei Beckenringfrakturen im Vordergrund. Um eine Stabilisierung der Kreislaufsituation zu erzielen, sollte nach Möglichkeit die Blutung akut zum Stehen gebracht werden. Ein offenes Vorgehen kann den Patienten dagegen vital gefährden. Hier ist ein einfaches, schnelles Verfahren gefordert, um Zeit für die weiteren diagnostischen und therapeutischen Maßnahmen zu gewinnen. Die Zwinge muß so konstruiert sein, daß sie nach oben und unten geklappt werden kann, um den Zugriff auf die entsprechenden Körperregionen nicht zu behindern. Auch muß sie in die CT-Gantry passen.

Lösung und Alternativen

Die Notfall-Beckenzwinge (Firma Synthes) erlaubt eine rasche Reposition und Stabilisierung des instabilen hinteren Beckenringes (Abb. 1). Die Zwinge kann ohne viel Aufwand direkt im Schockraum angelegt werden. Die Nageleintrittsstelle liegt auf der Verbindungslinie zwischen der Spina iliaca posterior superior (SIPS) und der Spina iliaca anterior superior (SIAS), 3 – 4 Querfinger ventral der SIPS. Dies entspricht ungefähr der Verlängerung des Femurschaftes in Neutralposition (Abb. 2). Es folgt die Anlage einer großzügigen Stichinzision, gefolgt von dem Vorschieben der in die Spannarme eingespannten Nägel bis auf den Knochen. Eine Reposition kann über die Beine erzielt werden. Die Nagelspitzen werden nun mit dem Hammer in das intakte Os ilium (da Frakturen der Einschlagregion als Kontraindikation für dieses Verfahren zu verstehen sind) eingeschlagen, um ein Abgleiten an der Knochenoberfläche zu verhindern (Abb. 3). Es folgt das Eindrehen der Gewindehülsen, wodurch sich die Spannarme verkanten und Druck auf den hinteren Beckenring entsteht (Abb. 4). Somit ist nach Abbau der

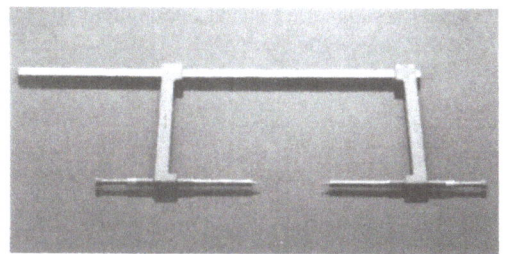

B

Abb. 1. Die AO-Becken-
zwinge.

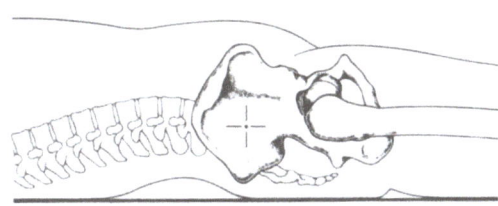

Abb. 2. Zielmarkie-
rung im Bereich
der Beckenschaufel.

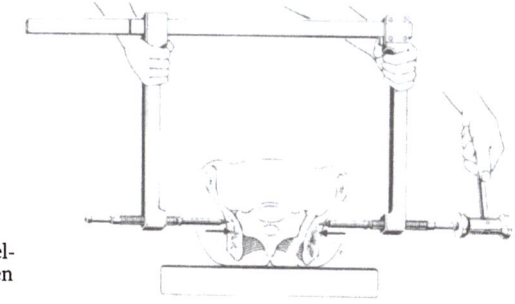

Abb. 3. Einschlagen der Nagelspitzen nach dem Vorschieben
der Spannarme.

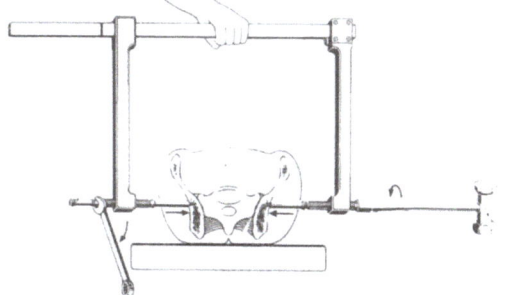

Abb. 4. Kompression
im Bereich des Beckens
durch das Eindrehen der
Gewindehülsen.

Verlängerungen der Nägel und Schiene die temporäre Versorgung des Beckenringes abgeschlossen. Weitere Maßnahmen, inklusive der definitiven Versorgung des Beckenringes, können nun eingeleitet werden. Die Anlage eines Fixateurs im Sinne einer ventralen Klammer kann ebenfalls zur schnellen Stabilisierung des Beckenringes eingesetzt werden. Es wird dabei nur kein relevanter Kompressionsdruck dorsal erreicht, um die venöse Blutung zu reduzieren; im Gegenteil weichen durch das ventrale Zusammenziehen die Fragmente bzw. das gesprengte Sacroiliacalgelenk tendenziell eher auseinander. Bei der Notfallbergung kann eine gewisse Stabilisierung des verletzten Beckenringes durch das Anmodellieren der Vakuummatratze und Applikation eines seitlichen Kompressionsdruckes auf das Becken, während der Aushärtung der Matratze, erreicht werden.

Weiterführende Tips
→ Azetabulumfraktur, primäre TEP
→ Hämorrhagischer Schock, Katheterwechsel.

Verfasser
C.H. Siebert

Literatur
Ganz R, Krushell RJ, Jakob RP, Küffer J (1991) The antischock pelvic clamp. Clinical orthopaedics and related research 267:71 – 78
Synthes® Bulletin (1991) Notfall-Beckenzwinge zur Schockbekämpfung bei dorsalen Beckenringverletzungen, 86:1 – 4

Bennettsche Luxationsfraktur, Repositionshilfe

Ziel

B

Mit einem speziellen Repositionsinstrument wird die Reposition und Retention von Frakturen des ersten Mittelhandknochens vereinfacht. Diese temporäre, stabile Versorgung gestattet die sichere BV-Darstellung der Frakturzone vor der endgültigen Versorgung.

Problem

Allzu häufig gelingt eine geschlossene Reposition einer Bennettschen Luxationsfraktur nicht, so daß eine offene Versorgung und Stabilisierung erforderlich wird. Obwohl die Reposition unter Sicht meist ohne Schwierigkeiten verläuft, stellt die Retention des Repositionsergebnis häufig ein Problem dar.

Lösung und Alternativen

Vor allem für die Reposition und Retention kleiner, zentraler Basisfragmente des MC I wurde ein spezielles Häkchen entwickelt, das auch eine zuverlässige BV-Dokumentation zuläßt.

Die Darstellung der Luxationsfraktur des I. Karpometakarpal-Gelenkes und die Reposition erfolgt in üblicher Manier. Das spezielle Repositionshäkchen (Fa. Ulrich) wird mit einer Spezialklemme gefaßt und neben der metakarpalen Insertion des M. abductor pollicis longus zwischen der Basis von MC I und Os trapezium eingeführt (Abb. 1a).

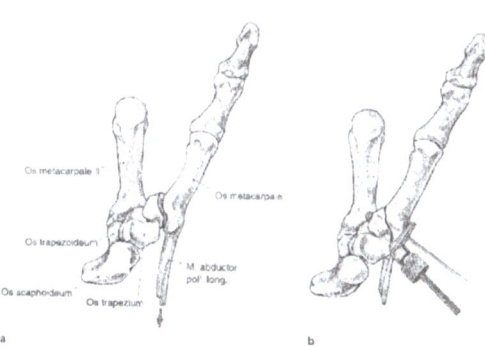

Abb. 1. Darstellung der Frakturzone. **a** Das Repositionshäkchen wird über den Gelenkspalt eingeführt und die Fraktur reponiert. **b** Die angelegte Gegendruckplatte ermöglicht eine temporäre Retention sowie das sichere Einbringen eines Kirschner-Drahtes.

Das Häkchen wird dann um 90° gedreht und hinter dem zentralen Basisfragment eingehakt. Mit der Hilfe des so plazierten Häkchens kann nun die Fraktur anatomisch reponiert werden. Um das Repositionsergebnis zu halten, wird die Gegendruckplatte an die Basis des Mittelhandknochens angelegt und mit der Rändelschraube fixiert (Abb. 1b). Es folgt die BV-Kontrolle und das Einbringen eines 1 mm starken K-Drahtes durch die vorgefertigte Bohrung in der Gegendruckplatte.

Je nach Frakturverlauf und Fragmentgröße können weitere Schrauben oder K-Drähte neben der Druckplatte eingebracht werden. Nach zufriedenstellender Versorgung wird das Repositonshäkchen entfernt, indem die Rändelschraube gelockert, das Häkchen gelöst und wieder um 90° zurückgedreht wird.

Eine geschlossene Reposition in Verbindung mit einer perkutanen Spickung oder die transartikuläre, axiale Kirschner-Draht-Fixierung stellen Alternativen dar.

Weiterführende Tips

→ Scaphoidverletzung, radiologische Darstellung;
→ Strecksehnenausrisse der Langfinger, operative Versorgung.

Verfasser

C.H. Siebert

Literatur

Haas HG (1994) Repositionsinstrument für den Bennettschen Verrenkungsbruch. Operat Orthop Traumatol 6:143–145

Bißverletzungen, Behandlungsstrategien

Ziel

Beurteilung der Verletzungsschwere und Maßnahmen bei Bißverletzungen.

B

Problem

Im Gegensatz zu Kratzverletzungen ist die Morbidität nach Bißverletzungen deutlich höher. Gerade bei der primären Beurteilung der sogenannten Punkturwunde bezüglich des Ausmaßes der Verletzung treten Probleme auf. Vor allem im Bereich der Hand können hierbei Desaster entstehen, so daß entsprechende Richtlinien sinnvoll erscheinen.

Auch die zunehmende Haltung von z. T. exotischen Tieren erschwert in der Notfallambulanz die korrekte Einschätzung und Behandlung von Bißverletzungen. Dies ist aber nicht zu unterschätzen, da die Folgen von „banalen" Bißverletzungen bei einer inadäquaten Versorgung dramatisch sein können.

Lösung und Alternativen

Bei der Notfallbehandlung von Bißverletzungen steht neben der ausgiebigen Inspektion die Erfassung der relevanten Daten (Tierart, therapiefreies Intervall zwischen Verletzung und Erstversorgung, Art der Erstversorgung, Impfschutz etc.) an erster Stelle. Grundsätzlich sollte aufgrund der Zunahme juristischer Folgen eine genaue Dokumentation, inklusive Photo und Röntgen, erfolgen. Dabei darf die Tetanus- und Tollwut-Abklärung nicht vergessen werden.

Eine konservative Behandlung besteht aus Wundreinigung und Ruhigstellung sowie ggf. einer antibiotischen Abdeckung (z. B. mit Amoxycillin und Clavulansäure) bei „Hoch-Risiko-Gruppen", wie z. B. abwehrgeschwächten Patienten, aber auch Patienten mit implantierten Fremdkörpern (Herzklappen, Endoprothesen etc.). Ein solches Vorgehen ist bei den Verletzungen I° und II° primär in den meisten Fällen ausreichend. Im Mittelpunkt steht die ausgiebige Spülung der Wunde, ggf. auch mit einem Katheter.

Bei Verletzungen der Hand ist extreme Vorsicht geboten. Gerade ein aktiver und passiver Bewegungsschmerz kann hier bei drohenden Infektionen richtungsweisend sein. Während es unproblematisch sein dürfte, die Operationsindikation bei den seltenen Bißverletzungen III° und IV° zu stellen, ist die Abwägung bei Punkturverletzungen (II°) schwierig (Tab. 1).

Tabelle 1. Verletzungsschwere (Olivier et al. 1999)

Grad	Ausmaß/Tiefe	Verletzte Struktur	Vorgehen
II°	oberflächlich	Korium intakt	Lokalmaßnahmen
II°	umschrieben	Korium	Lokalmaßnahmen, engmaschige Kontrolle
IIII°	subfaszial	Muskel/Sehne	operative Revision
IV°	Decollement, offene Fraktur, Amputation	Knochen/Gelenk	operative Revision

Hier ist eine engmaschige Verlaufskontrolle erforderlich – eine sofortige OP-Indikation muß beim ersten Verdacht auf einen Infekt gestellt werden.

Generell gilt bei Verletzungen der Hand eine erweiterte Indikationsstellung zur operativen Inspektion, v. a. wenn hohe Bißkraft (z. B. Hund: 50 bis 100 kg/cm²) und ausgeprägte Weichteilquetschung/-nekrose mit einer bakteriellen Kontamination vergesellschaftet sind. Ähnliches gilt für Verletzungen durch einen Faustschlag gegen die Zähne des Gegners. Hier kann ein zögerliches Abwarten erhebliche funktionelle Spätfolgen haben.

Zum Thema Wundverschluß nach Bißverletzungen ist die Literatur, ausgenommen den Gesichtsverletzungen, immer noch uneins, so daß generelle Empfehlungen z. Z. nicht möglich sind.

Bei der mikrobiellen Abklärung eines Infektes i. S. eines Abstriches, muß aufgrund der Häufigkeit von Anaerobier-Infektionen auch in dieser Richtung (spezielle Transportmedien) gesucht werden.

Eine Besonderheit stellen Bißverletzungen von Schlangen dar. Auch wenn in Mitteleuropa eigentlich nur 2 Giftschlangen (Kreuzotter, Aspisviper) heimisch sind, halten Tierliebhaber inzwischen auch exotische Arten. Anzumerken bleibt, daß Schlangen bei der Abwehr, im Gegensatz zum Beutefang, nicht zwangsläufig Gift abgeben. Daher ist nach Identifikation der Spezies der Einsatz von Antiserum von der Schlangenart und dem Ausmaß der Vergiftungserscheinungen abhängig. Bei neurotoxischen Giftstoffen dagegen ist die Gabe von Antiserum obligat (Tab. 2).

B

Tabelle 2. Einteilung der Schlangenarten (Schwarz et al. 1992)

Art	Mortalität	Giftwirkung
Viper	0 – 16 %	hämo- und kardiotoxisch
Otter	0 – 7 %	hämo- und neurotoxisch
Giftnatter	30 – 100 %	neuro- und kardiotoxisch
Seeschlangen	3 – 17 %	neurotoxisch

Die Lokalbehandlung steht bei Bißverletzungen durch Giftschlangen im Mittelpunkt. Die Exzision und gelenkübergreifende Ruhigstellung sollten neben der Überwachung schwellungsbedingter Komplikationen, wie z. B. ein Kompartmentsyndrom, routinemäßig erfolgen.

Weiterführende Tips
→ Kompartmentdruckmessung, mobile;
→ Scaphoidverletzung, radiologische Darstellung.

Verfasser
C.H. Siebert

Literatur
Gawenda M (1996) Therapeutische Sofortmaßnamen und Behandlungsstrategien bei Bißverletzungen. Dt Ärztebl 93:B2177 – 2181
Olivier LC, Neudeck F, Schmidt G, Setareh S, Fabry W, Kaiser S, Schmit-Neuerburg KP (1999) Zur Frage des Zeitpunktes der chirurgischen Revision von Kratz- und Bißverletzungen. Akt Traumatol 29:70 – 74
Schwarz M, Ruf G, Lowka K(1992) Schlangenbisse – Chirurgische Indikationen. Chir Praxis 45:103 – 112

Blutsperre, Anwendung

Ziel

Hinweise für die richtige Anwendung der Blutsperre in der Extremitätenchirurgie.

Problem

Bei Eingriffen an den Extremitäten kommen regelhaft Blutsperre oder Blutleere zum Einsatz. Die Vorteile dieser Verfahren sind offensichtlich: intraoperative Blutverluste werden minimiert und die Übersicht im Operationssitus ist ungleich höher. Operationszeiten können so verkürzt und intraoperative Komplikationen besser vermieden werden. Allerdings bergen die Verfahren selbst durch die erzeugte Ischämie oder den Druck auf die Gewebe die Möglichkeit von Komplikationen: Beschrieben wurden Schädigungen an Muskeln, Gefäßen, Nerven, Wundheilungsstörungen mit Schmerzen und Funktionsstörungen, Knochen- und Weichteilnekrosen sowie Rhabdomyolysen. Außerdem kommen Verbrennungen durch eingedrungenes Desinfektionsmittel vor.

Lösung und Alternativen

Die zwar seltenen, aber mitunter schwerwiegenden Komplikationen sind durch eine korrekte Anwendung der Blutsperre zu vermeiden. Es gelten folgende Regeln der Anwendung (Abb. 1):

- Die Verfahren sollten nur mit einwandfrei funktionierenden Geräten ausgeführt werden. Bei Zweifeln, insbesondere an der Korrektheit der Manometeranzeige, sollte der Eingriff ohne Blutsperre ausgeführt werden.
- Die Manschette sollte ausreichend breit sein und über einer guten Polsterung angelegt werden.
- Beim Abwaschen ist der Eintritt von Desinfektionsmittel unter die Manschette unbedingt zu vermeiden. Hierzu werden ein Tuch oder Kompressen schützend vor oder um die Manschette gelegt und vor der Abdeckung wieder entfernt.

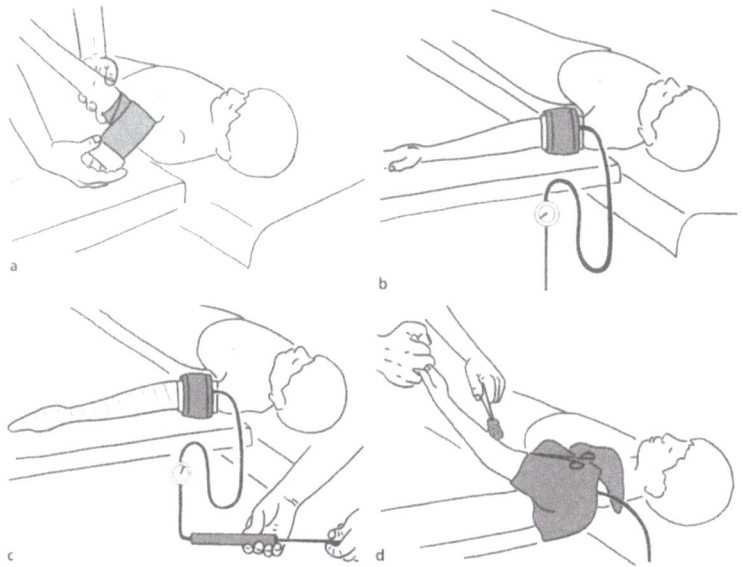

Abb. 1. Anwendung der Blutsperre am Beispiel der oberen Extremität. **a** Anbringen von ca. 5 Lagen Wattepolsterung. **b** Die pneumatische Manschette wird um die Polsterung befestigt. **c** Der zuvor festgelegte pneumatische Druck wird verabreicht. **d** Beim Abwaschen ist der Eintritt von Desinfektionsmittel unter die Manschette unbedingt zu vermeiden. Hierzu werden ein Tuch oder Kompressen schützend vor oder um die Manschette gelegt.

- Die Höhe des pneumatischen Drucks sollte möglichst gering sein, wobei in der Literatur unterschiedliche Angaben über die Höhe gemacht werden. Beim Erwachsenen liegen die Vorschläge bei einem Druck zwischen 35 und 125 mmHg über dem systolischen Druck sowohl für die obere als auch die untere Extremität. Tatsächlich angewandt werden aber, zumindest am Oberschenkel, auch deutlich höhere Werte.

Verfasser
B.C. Heinz

Literatur
Savvidis E, Parsch K (1999) Prolongierte passagere Paralyse nach pneumatischer Blutsperrenanwendung am Oberarm. Unfallchirurg 102:141–144

Blutstillung, Vena cava

Ziel

Temporäre Blutstillung bei großen intraoperativen Defekten der Vena cava oder der Aorta abdominalis.

Problem

Bei schwierigen retroperitonealen Salvage-Lymphadenektomien oder bei der Resektion infiltrierender Tumorthromben beim Nierenzellkarzinom können ausgedehnte Defekte der großen Abdominalgefäße entstehen. Lebensbedrohliche Blutverluste lassen sich meist nur dann effektiv durch Satinski- bzw. Gefäßklemmen oder Tourniquets kontrollieren, wenn das Gefäß zu diesem Zeitpunkt frei, d.h. nicht mehr von Tumorresiduen umschlossen ist.

Lösung und Alternativen

Sofern die Vena cava noch nicht ausreichend mobilisiert oder durch Tumor fixiert ist, können herkömmliche 10-Charr-Ballon-Dauerkatheter zur schnellen und effektiven temporären Blutungsminderung eingesetzt werden. Die Katheter werden kranial durch den Defekt selbst und

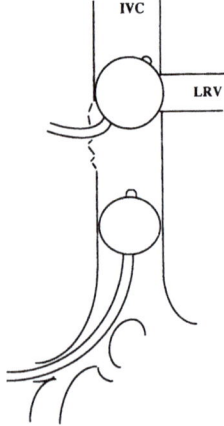

Abb. 1. Verwendung von Ballonkathetern zur temporären Blutstillung bei größeren intraoperativen Defekten der Vena cava inferior (IVC). Vena renalis sinistra (LVR).

kaudal durch einen zusätzlichen saphenofemoralen Zugang im Lumen der Vena cava plaziert (Abb. 1) und vorsichtig geblockt, bis die Blutung gerade eben sistiert. Idealerweise sollte durch den kranialen Ballon auch der venöse Zustrom aus der kontralateralen Nierenvene blockiert werden. Ein zu starkes Blocken der Katheterballons kann zu Intimaeinrissen der Vena cava führen und ist daher zu vermeiden. Nach Beherrschen der akuten Blutung auf diese Weise können die Vena cava bzw. der Tumor mobilisiert, Gefäßklemmen gesetzt und der Defekt anschließend direkt oder mittels einer Patch-Erweiterungsplastik versorgt werden. Ein analoges Vorgehen bei Defekten der Aorta abdominalis ist möglich.

Weiterführende Tips
→ Bauchtrauma penetrierendes, Versorgung; → Gefäßligatur;
→ Hämostyptika, intraoperativ; → Thrombus, intraoperativ
(aus Tips u. Tricks für den Urologen, S. 217).

Verfasser
H. Piechota, M. Waldner, St. Roth

Literatur
McLoughlin J, Boyle PJ(1993) Control of torrential haemorrhage of the vena cava using Foley catheters. British Journal of Urology 74:515

Blutung, Urethra

Ziel

Stillen einer arteriellen Blutung aus der Harnröhre.

Problem

Die Verletzung des Corpus spongiosum der Harnröhre bei einem transurethralen Eingriff oder Katheterismus kann akut zu einer heftigen arteriellen, spontan nicht sistierenden Blutung führen.

Lösung und Alternativen

Bei einer Blutungsquelle in der penilen oder prostatischen Harnröhre kann durch die Einlage eines ausreichend großen transurethralen Katheters (18 bis 24 Charr) in der Regel eine prompte und anhaltende mechanische Blutstillung erzielt werden. Verletzungen im Bereich der bulbären oder membranösen Harnröhre sind mit dieser Technik oft nur unzureichend zu kontrollieren. In diesen Fällen kann versucht werden, durch eine digitale Kompression des Perineums, des Alcock-Kanals und der proximalen Harnröhre für 5 Minuten den gewünschten Effekt zu erzielen (Abb. 1).

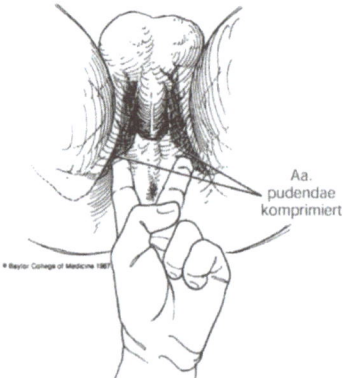

Aa.
pudendae
komprimiert

© Baylor College of Medicine 1997

Abb. 1. Perineale Kompression der Aa. pudendae mit dem Zeige- und Mittelfinger der rechten Hand gegen beide Sitzbeinäste.

Weiterführende Tips

→ Biopsie Prostata, transrektal; → Blutung, Laparoskopie; → Blutung, vaginale (Verweise auf Tips und Tricks für den Urologen, S. 14, 25, 35)

Verfasser

H. Piechota, M. Waldner, St. Roth

Literatur

Fishman IJ, Perez E(1992) Simple technique for acute management of urethral hemorrhage. Urology 34:294

Drainage

Entfernung einer versehentlich durch Subkutan- oder Fasziennaht
fixierten Wunddrainage.

Problem

Eine Redon-, Robinson- oder Easy-flow-Drainage läßt sich postoperativ nicht zeitgerecht entfernen, da sie versehentlich durch eine
nicht bzw. nur langsam resorbierbare Subkutan- oder Fasziennaht
fixiert wurde.

Lösung und Alternativen

Die Drainage wird mit einer vorzugsweise leicht gebogenen Klemme
vorsichtig und so weit wie möglich nach außen gezogen. Am tiefsten
noch erreichbaren Punkt wird sie dann mit einer zweiten Klemme
gefaßt und so daran gehindert, sich wieder zu retrahieren. Durch
schrittweises Ziehen und Nachfassen, erforderlichenfalls unter Lokal-

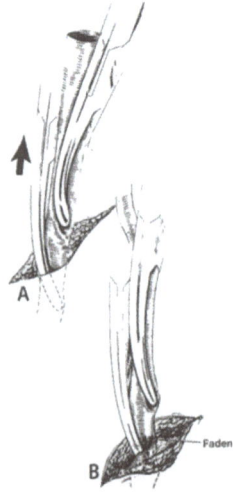

Abb. 1. Technik der „Nachfassenden Klemmen"
zum Lösen einer versehentlich in der Tiefe ange-
nähten Wunddrainage (A+B).

anästhesie, kann die fixierende Naht sichtbar gemacht und schließlich durchtrennt werden (Abb. 1).

Eine tief unter dem Hautniveau liegende Annaht kann durch die vorstehende Technik unter Umständen nicht gelöst werden. Bei entsprechend großlumigen Drainagen läßt sich in diesen Fällen die fixierende Naht meist mit einem Sachse-Urethrotom unter Sicht von innen durchtrennen. Bei dünneren Drainagen kann erwogen werden, das Gerät neben dem Drainageschlauch in den Drainagekanal einzuführen, um die Naht darzustellen und von außen zu durchtrennen. Der Spülstrom für das Urethrotom sollte dabei aus naheliegenden Gründen auf ein Minimum reduziert werden.

Verfasser

H. Piechota, M. Waldner, St. Roth

Literatur

Redman JF, Welch LT, Bissada NK (1975) Technique for removing entrapped penrose drains. Urology 6 (3):371

Durchleuchtung intraoperativ, Strahlenschutzhinweise

Ziel

Optimierung des intraoperativen Bildwandlereinsatzes unter Minimierung der Strahlenbelastung für Patienten und Personal.

Problem

Die wenigsten Eingriffe in der Unfallchirurgie kommen ohne den Einsatz von intraoperativer Durchleuchtung mit dem Bildwandler aus. Leider bestehen aus Sicht des Strahlenschutzes bei der Anwendung der Durchleuchtung folgende, zu relativ hohen Ortsdosen bzw. Ortsdosisleistungen führende Schwierigkeiten: Es sind keine geräteeigenen Abschirmungen als Schutzzonen für den Untersucher vorhanden; es werden oft lange Untersuchungszeiten benötigt; es ist ein relativ geringer Abstand zwischen Untersucher und Patient vorgeben und der chirurgische Bildwandler kann in der strahlenhygienisch ungünstigen Obertischposition betrieben werden. Leitprinzipien bei der Anwendung ionisierender Strahlen am Menschen sind aber Rechtfertigung, d. h. korrekte Indikationsstellung, und Optimierung. Aus dem Optimierungsgebot folgt die Notwendigkeit, die Strahlenexposition für Patienten und Personal zu minimieren, bei zugleich optimaler Beurteilbarkeit und Befundung der Ergebnisse.

Lösung und Alternativen

Mit einigen praktischen Hinweisen soll einer Optimierung bei der eigenen Anwendung Rechnung getragen werden. Hierfür gelten folgende Durchleuchtungsgrundsätze: Es sollte möglichst kurz durchleuchtet werden und auch nur bei Betrachtung des Monitors; es sollten möglichst eng eingeblendete Durchleuchtungsfelder genutzt werden; das zu durchleuchtende Objekt sollte möglichst nahe an den Bildverstärker gebracht werden (Reduktion der Strahlenexposition, geringe Vergrößerung, minimierte Unschärfe); es sollte immer eine Untertischstrahlerposition angestrebt werden, weil so die Strahlenexposition des Untersuchers wesentlich geringer ist (Abb. 1). Außerdem sollte ein Bildwand-

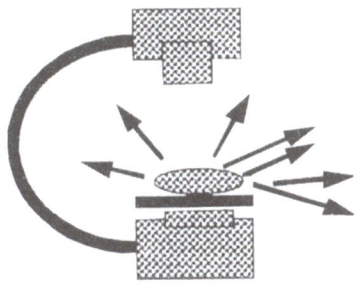

D

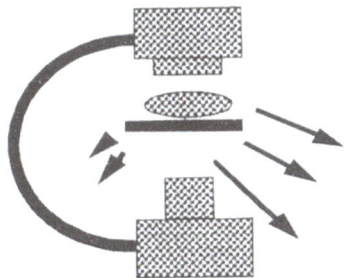

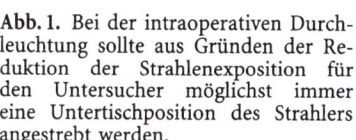

Abb. 1. Bei der intraoperativen Durchleuchtung sollte aus Gründen der Reduktion der Strahlenexposition für den Untersucher möglichst immer eine Untertischposition des Strahlers angestrebt werden.

ler mit Bildspeicher benutzt, die niedrigste Stufe der automatischen Dosisleistungsregelung gewählt und gepulste Strahlung eingesetzt werden.

Weiterführende Tips
→ Operationshandschuhe, Strahlenschutz;
→ Radschutz, OP-Sicherheit.

Verfasser
B.C. Heinz

Literatur
Wolf K, Bohndorf K, Vollert K, Kopp J (1996) Bildgebende Verfahren und Strahlenschutz in der Unfallchirurgie. Unfallchirurg 99:975–985

Fersenbeinfraktur, „Low-contact-Calcaneus-Platte"

Ziel

Aufgrund der Vielzahl an vorgefertigten Schraubenlöchern und der leichten Modellierbarkeit stellt diese Calcaneus-Platte eine wirkliche Alternative zu anderen Implantaten dar, v.a. da sie als „Universalimplantat" für alle Bruchformen geeignet ist.

Problem

Für die interne Stabilisierung von Fersenbeinfrakturen sind zwischenzeitlich eine Vielzahl von Implantaten vorgestellt worden. Viele bestehen aber aus Nickellegierungen und sind relativ dick, so daß der spärliche Weichteilmantel des Rückfußes zu stark strapaziert wird. Einige Implantate verfügen auch nicht über eine ausreichende Anzahl an Schraubenlöchern oder eine entsprechende Form, um die Versorgung der unterschiedlichen Typen von Calcaneusbrüchen zu gewährleisten. Eine Materialentfernung muß in Anbetracht der steigenden Zahl an „Metallallergien" bei den Nicht-Titan-Implantaten auch im Bereich des Fersenbeines in Erwägung gezogen werden.

Lösung und Alternativen

Die offene operative Versorgung der geschlossenen Fersenbeinfraktur ist inzwischen weit verbreitet, wobei nicht nur die Gelenkflächen, sondern nach Möglichkeit auch die Höhe, Länge und Breite des Calcaneus wiederherzustellen sind. Ein einheitliches Versorgungsschema fehlt aber zur Zeit noch. Die „Low-contact-Calcaneus-Platte" (Litos GmbH) besteht aus Titan, trägt dank ihrer Dicke von 1 mm wenig auf und kann theoretisch dauerhaft in situ verbleiben (Abb. 1). Das Implantat wurde speziell für die Erfordernisse der Calcaneuschirurgie konzipiert.

Die operative Darstellung erfolgt über den inzwischen weitverbreiteten, erweiterten lateralen Zugang. Es folgt die Reposition, Rekonstruktion und Retention der Gelenkflächen, ggf. mit Auffüllung der Defektzonen. Die Platte wird mit selbstschneidenden Kleinfragmentschrauben fixiert, die je nach Frakturform und Fragmentlage plaziert werden (Abb. 2).

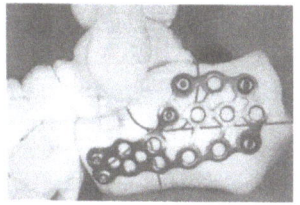

Abb. 1. Einsatz der „Low-contact-Platte" am Modell. Je nach Verlauf der Frakturlinien können die verschiedenen Schraubenlöcher entsprechend besetzt werden.

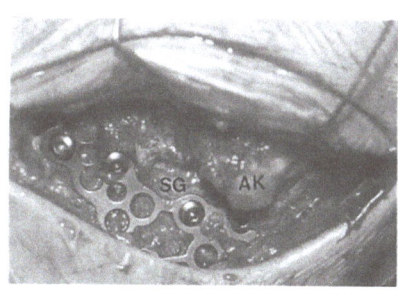

Abb. 2. Intraoperativer Situs (SG: Subtalargelenk, AK: Außenknöchel). Die Wahl der Schraubenlage ist von der Frakturform abhängig.

Nach Entfernung des Nahtmaterials wird eine funktionelle Nachbehandlung eingeleitet; die Vollbelastung wird nach 10–12 Wochen erreicht. Eine Materialentfernung wird nur noch bei jüngeren Patienten empfohlen. Erste Erfahrungen mit diesem Implantat sind ermutigend. Als Alternativversorgungen stehen neben einer rein konservativen, frühfunktionellen Versorgung weiterhin die Fixateur-externe-Anlage, geschlossene Reposition und K-Draht-Spickung, sowie eine Vielzahl an anderen Implantaten zur Verfügung. Das vorgestellte Implantat für die Stabilisierung nach offener, anatomischer Reposition überzeugt durch die Materialeigenschaften.

Weiterführende Tips
→ Kalkaneusfraktur, Fixateur externe;
→ Reposition, Joystick-Technik.

Verfasser
C.H. Siebert

Literatur
Bauer G, Kinzl L(1996) „Low-contact-Platte" zur Stabilisierung der dislozierten intraarticulären Calcaneusfraktur. Chirurg 67:1129–1134

Fibulaosteosynthese, intramedulläre

Ziel

Versorgung einer Fibulafraktur bei vorliegender Osteoporose mit einem intramedullären Implantat.

Problem

Gängiges und überwiegend eingesetztes Verfahren der operativen Behandlung der Außenknöchelfraktur ist die Osteosynthese mit Zugschraube und Abstützplatte. Beim alten Menschen mit osteoporotisch veränderten Knochen ist die Verankerung der Schrauben im Knochen jedoch oft limitiert. An der Fibula trifft dies in besonderem Maße für den distalen spongiösen Bereich zu. Ein zusätzliches Problem stellen die im Alter oft schlechten Weichteilverhältnisse infolge von vorbestehenden Ödemen, Vaskulopathien, chronischen Ulzera und Pergamenthaut dar.

Lösung und Alternativen

Durch Anwendung einer intramedullären Fixation kann dem Problem der schlechten Schraubenverankerung aus dem Wege gegangen werden. Bei geeigneten Frakturen, das sind in der Regel leicht schräg verlaufende Typ B-Frakturen, kann zusätzlich auf eine offene Reposition verzichtet und das Implantat nach Stichinzision perkutan eingebracht werden, so daß auch den schlechteren Weichteilverhältnissen Rechnung getragen wird.

Als Implantat findet der Oberholzer-Nagel Verwendung, der ein dreikantiges Profil und eine lang-konische Spitze besitzt. Durch das dreikantige Profil wird ein guter Halt in der Markhöhle und eine Rotationsstabilität gewährleistet. Für die Fibulafraktur eignen sich Durchmesser von 3,0 und 3,5 mm. Nach geschlossener Reposition und perkutaner Fixierung mit der spitzen Repositionszange wird der Nagel nach Stichinzision an der Fibulaspitze und Eröffnen der Kortikalis mit dem Pfriem über die Fraktur geschlagen. Zuvor wird zur Einstellung der physiologischen Valgusposition die Fibula mit der Zange nach außen abgebogen. Der Nagel wird dann ganz eingeschlagen und mit dem Vorschlag subkutan versenkt (Abb. 1).

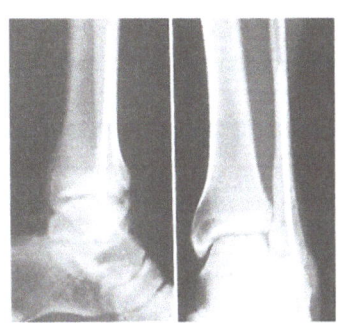

Abb. 1. Geschlossene Reposition und Stabilisierung einer Außenknöchelfraktur mit einem perkutan eingebrachten Oberholzer-Nagel.

Läßt sich keine ausreichende Reposition erreichen, wird offen reponiert; bei unzureichender Bewegungsstabilität kann eine zusätzliche Cerclage notwendig werden. Die Nachbehandlung erfolgt funktionell und besteht in einer Teilbelastung an Unterarmgehstützen (Abrollen) für ca. 6 Wochen.

Verfasser

B.C. Heinz

Literatur

Gianom D, Fenner A (1996) Osteoporosegerechte Fibulaosteosynthese durch Marknagelung mit dem „Oberholzer-Nagel". Chir Praxis 51:627–637

Fixateur externe, radiologische Verlaufsdokumentation

Ziel

Einsatz von flexiblen Röntgenkassetten für die radiologische Verlaufskontrolle im Rahmen einer Fixateur-externe-Versorgung.

Problem

Um eine Frakturheilung korrekt zu beurteilen ist es sinnvoll, die radiologischen Verlaufskontrollen jeweils im vergleichbaren Strahlengang durchzuführen. Beim Fixateur externe liegt aber in den meisten Fällen das äußere Gestänge im Zentralstrahl, so daß der interessante Knochenabschnitt gar nicht zur Darstellung kommt. Die als Ausweg angefertigten Schrägaufnahmen, z. T. auch unter Einsatz eines Bildwandlers, liefern bei jeder Untersuchung eine etwas andere Darstellung der Frakturzone, was die Beurteilung unnötig erschwert.

Lösung und Alternativen

Bei dem Einsatz von Fixateuren wird, um die Hebelkräfte zu minimieren, der Knochen möglichst frakturnah stabilisiert. Dies führt zwangsläufig dazu, daß die interessante Knochenregion von Fixateurstangen, Querverbindern etc. förmlich ummauert ist (Abb. 1). Um diesen relevanten Knochenabschnitt radiologisch adäquat darzustellen, muß er im Rahmen der üblichen Röntgenverlaufskontrollen mühevoll freiprojiziert werden.

In der Zahnheilkunde ist der Einsatz von flexiblen Röntgenkassetten schon längst etabliert. Diese dünnen flexiblen Produkte (Kodak) kann man in entsprechender Größe zwischen die betroffene Extremität und das Fixateurgestänge fädeln, um so eine unbehinderte Abbildung des Knochens zu ermöglichen (Abb. 2). Auf diese Weise kann die Knochenkonsolidierung ohne die eingeschränkte Beurteilbarkeit durch strahlenundurchlässige Montagen sicher radiologisch dokumentiert werden.

Auch bei einem Ringfixateur kann der Einsatz einer flexiblen Kassette hilfreich sein, da zumindest die Hälfte der Metallüberlagerungen vermieden werden können. Die konventionelle Tomographie sowie modi-

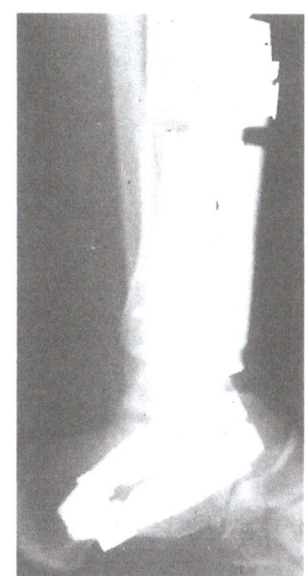

F

Abb. 1. Das „typische" Röntgenbild bei einem Fixateur-Patienten: durch die Metallüberlagerung ist der Knochen fast völlig verdeckt.

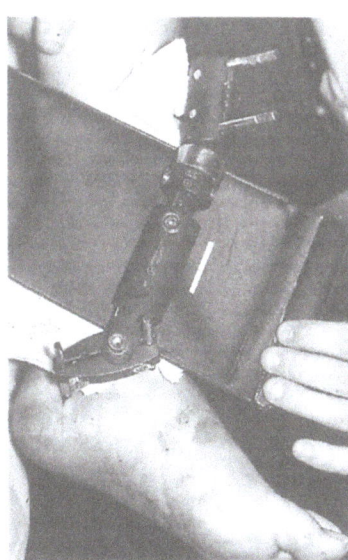

Abb. 2. Flexible Kassette im Einsatz: die Röntgenfolie kann zwischen dem betroffenen Areal und den Stangen eingeschoben werden, um so eine „ungestörte" Darstellung der Knochenheilung zu gewährleisten.

fizierte Schrägaufnahmen ermöglichen alternativ mit z. T. erheblichem Aufwand auch eine Darstellung der knöchernen „region of interest". Der Einsatz von primär strahlendurchlässigem Material ist inzwischen möglich, aber noch mit erheblichen Mehrkosten verbunden.

Weiterführende Tips

→ Ringfixateur, Kabelrollen; → Talusdestruktion, TCNC-Arthrodese;
→ Schraubenaustrittsstelle, radiologische Bestimmung.

Verfasser

C.H. Siebert

Literatur

Johnson TC, McGanity PLJ (1994) Imaging of fractures with external fixators using flexible cassettes. J Bone Joint Surg Br 77-B:157–158

Fixateur externe, Schraubenkanalinfektion

Ziel

Minimierung der Schraubenkanalinfektion beim Fixateur externe.

Problem

Fixateur-externe-Anwendungen sind wegen ihrer Vorteile, insbesondere beim Weichteilschaden oder auch beim Polytrauma, ein wesentlicher Bestandteil im Aufgebot moderner unfallchirurgischer Verfahren. Andererseits haben sie als Nachteil das Auftreten von Schraubenkanal-Infektionen. Diese gilt es zu minimieren. Bei der Weiterentwicklung der Implantate wurde vor allem das Augenmerk auf die Reduzierung der Mikrobewegungen an den „pin-bone-interface" gerichtet. Hierzu wurden verschiedene Schraubenmodelle und verschiedene Verfahren der Oberflächenbehandlung entwickelt. Jedoch steigt bei zunehmender Weichteildicke und relativer Weichteilbeweglichkeit die Infektrate. Wie kann nun anwenderseitig, durch Beachtung einer angepaßten Operations- und Nachbetreuungstechnik, eine weitere Reduktion der Pin-Infekt-Rate erreicht werden?

Lösung und Alternativen

Bei der Implantation der Schanzschraube ist darauf zu achten, daß die Schraube in einem Bereich mit dünnem Weichteilmantel und mit möglichst geringer Weichteilbeweglichkeit eingebracht wird, z. B. an der Tibia ventral oder ventromedial. Weiterhin gilt, daß die Stichinzision entsprechend der zu erwartenden Richtung der größten Weichteilbeweglichkeit ausgeführt werden soll. Im Schaftbereich wegen der Auf- und Abbewegung der Weichteile durch Aufliegen und Entlasten quer zur Körperachse, in Gelenknähe wegen der zu erwartenden Längsverschiebungen der Weichteile längs zur Körperachse. Einen weiteren wesentlichen Aspekt stellt die konsequente Fixateur-Pflege dar: Täglicher Verbandswechsel, zirkuläre feuchte Reinigung der Schanzschraube und der umgebenden Haut (z. B. mit Schleimhaut-Desinfektionslösung), Abtragen aller Krusten und Ablagerungen, Bepinselung mit Mercurochrom, Verband mit Schlitzkompresse. Dies kann der Patient nach Anleitung problemlos selbst durchführen.

Weiterführende Tips

→ Pin-Kanäle infizierte, minimal-invasive Revision.

Verfasser

B.C. Heinz

Literatur

Grass R, Höntzsch D, Trautmann A, Wentzensen A (1995) Infektion des Schraubenkanals beim Fixateur externe. Akt Traumatol 25:72–76

Höntzsch D (1997) Fixateur-externe-Montagen mit dem AO-Rohrsystem. OP-Journal 13:18–28

Flüssigkeitssubstitution, improvisierte

Ziel

Notfall-Flüssigkeitssubstitution ohne medizinisches Equipment.

Problem

In seltenen Notfällen und Extremsituationen kann es notwendig sein einem Patienten – auch ohne, daß man medizinisches Equipment zur Hand hat – Flüssigkeit zu substituieren. Im folgenden ist eine alte aber erinnerungswürdige Methode zur Flüssigkeitsapplikation beschrieben, mit der ein schiffbrüchiges, dehydriertes und bereits bewußtloses Kind gerettet werden konnte, ohne daß Gerätschaften und Material zur Notfallversorgung zur Hand waren.

Lösung und Alternativen

Durch einen Trichter, Schlauch oder sogar durch eine Flasche mit abgeschnittenem oder abgesprengtem Boden wird warmes Wasser (beigemengt Kochsalz und Speisezucker) rektal eingeführt. Das Herauslaufen kann, falls zur Hand, durch einen geeigneten Stopfen oder einfach durch Zusammenpressen der Pobacken verhindert werden. Empfohlen sind je nach Erfordernis durch die Art der Notfallsituation Einzelapplikationen von 3 – 5 ml/kg KG mit 0,5 – 1 g/kg KG Kochsalz und 3 – 5 g/kg KG Zucker.

Weiterführende Tips

→ Hämorrhagischer Schock, Katheterwechsel;
→ Kreislaufinstabilität, Säuglinge, lebensrettender Zugang.

Verfasser

U.-R. Jahn, H.M. Loick

Literatur

Anesthesiology 76:868 (1992)

Gefäßligatur

Ziel

Vereinfachung von Ligaturen tiefliegender Gefäße.

Problem

Zur Ligatur von tief im Retroperitonealraum oder Becken gelegenen Gefäßen oder Venenplexus reicht der erste Assistent dem Operateur üblicherweise den Faden in einer Pinzette in die geöffnete Spitze seines Overholts oder Rechtwinkels. Das Handling kann erschwert sein, da es ein koordiniertes Vorgehen der beiden Personen erfordert und dem Assistenten eine Hand zur besseren Exposition des Operationssitus nimmt. Außerdem kann das freie Fadenende abknicken oder aber nur geradeaus, d. h. in Verlängerung der Pinzette dirigiert werden.

Lösung und Alternativen

Durch Einspannen der Ligatur in die Spitze eines zweiten Overholts oder Rechtwinkels kann der Operateur selbst den Faden unabhängig, gezielt und in der gewünschten Richtung dem Instrument in seiner anderen Hand übergeben (Abb. 1). Der erste Assistent kann sich so mit beiden Händen ganz auf eine optimale Exposition des Operationssitus konzentrieren. Die Methode hat sich bei der Ligatur von Nierenstielgefäßen, der Ligatur der Blasenpfeiler bei der radikalen Zystektomie sowie bei der Ligatur des puboprostatischen Venenplexus bei der retropubischen radikalen Prostatektomie bewährt.

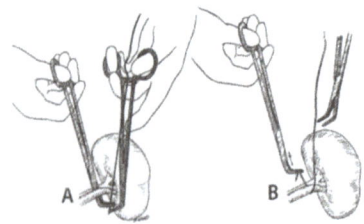

Abb. 1. Nach Unterfahren des zu ligierenden Gefäßes mit einem Rechtwinkel übergibt der Operateur selbst mit einem zweiten Rechtwinkel in der anderen Hand das Fadenende (A) und zieht es mit dem ersten Instrument unter dem Gefäß hindurch (B).

Weiterführende Tips
→ Blutstillung, Vena cava;
→ Bauchtrauma penetrierendes, Versorgung.

Verfasser
H. Piechota, M. Waldner, St. Roth

Literatur
Cobb OE, Palken M (1991) Facilitation of deep vessel ligation. Urology 37:374

Gelenkempyem, Jet-Lavage

Ziel

Steigerung der mechanischen Reinigung bei Gelenkinfekten durch Verbindung einer frühzeitigen arthroskopischen Gelenkspülung mit dem Einsatz der Jet-Lavage.

Problem

Bei der arthroskopischen Behandlung von Gelenkinfekten steht die Spülung des betroffenen Gelenks und somit die Flußgeschwindigkeit und Flüssigkeitsmenge im Mittelpunkt. Es scheint naheliegend, daß durch einen kräftigen Wasserstrahl die Fibrinbeläge eher weggespült werden können und das Ausmaß des Débridements erhöht wird. Durch den üblichen arthroskopischen Trokar oder einen zusätzlichen Zugang kann im Vergleich, auch mit dem Einsatz einer Roller-Pumpe, kein gepulster Strahl erzeugt werden.

Lösung und Alternativen

Bei der Versorgung von septischen Krankheitsbildern hat sich der Einsatz der Jet-Lavage v. a. in der Abdominalchirurgie durchgesetzt. In Er-

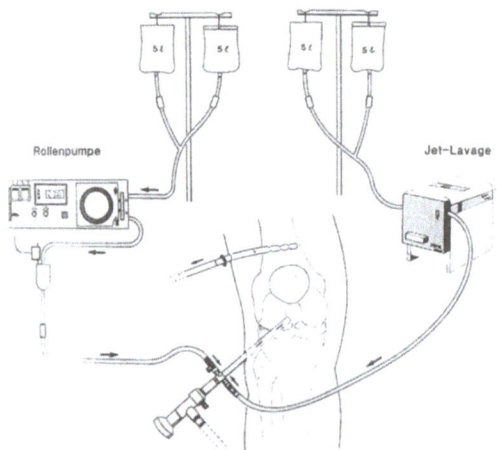

Abb. 1. Schaltplan für die arthroskopische Jet-Lavage

gänzung des Standard-Arthroskopie-Instrumentariums kann durch
den Einsatz von einem Ortholav 202 (Fa. Stryker) eine Spülmenge
von 1 l/min bei einem Druck von bis zu 270 Pa befördert werden. Durch
ein Schlauchsystem gelangt so ein pulsierender Flüssigkeitsstrahl (bis
zu 1100 Pulse/min) entweder zum Trokar (Abb. 1) oder an ein separates
Handstück. Dieser Strahl kann dann unter Sicht vor Ort zur gewünschten mechanischen Reinigung eingesetzt werden. Der Ablauf wird über
einen weiteren Zugang im oberen Rezessus gewährleistet.

Bei einem Frühinfekt reicht meist eine solche mechanische Reinigung
des Gelenkbinnenraumes und der Synovia aus, während bei späteren
Stadien mit ausgeprägten Fibrinbelägen oder Verwachsungssträngen
zusätzlich ein Shaver-System im Rahmen des Débridements zum Einsatz kommen sollte.

Eine Antibiogramm-gerechte Antibiose ist postoperativ durchzuführen. Im Verlauf müssen Entzündungsparameter und Lokalbefund regelmäßig kontrolliert werden. Ein offenes Vorgehen muß bei anhalten-
dem Infektgeschehen ggf. in Erwägung gezogen werden.

Weiterführende Tips

→ Gelenkinfekt, arthroskopisches Vorgehen;
→ Kollagenvlies, antibiotikahaltiges.

Verfasser

C.H. Siebert

Literatur

Witt SN, Betz A, Hierner R, Schweiberer L (1992) Arthroskopische Behandlung
von Gelenkinfekten mit Hilfe der Jet-Lavage. Arthroskopie 5:140–142

Gelenkinfekt, arthroskopisches Vorgehen

Ziel

Durch ein frühzeitiges arthroskopisches Vorgehen kann in Kombination mit Antibiogramm-gerechten Antibiotika ein Infekt im Bereich der großen Gelenke minimal-invasiv beherrscht werden.

Problem

Das Gelenksempyem ist die Katastrophe schlechthin im Bereich der Gelenkchirurgie. Durch ein offenes Vorgehen wird der Verlauf nicht nur durch den Infekt, sondern auch durch die operative Maßnahme geprägt. Dabei bleiben viel zu häufig Bewegungseinschränkungen zurück. Die Arthroskopie kann, v. a. wenn sie früh im Infektgeschehen zum Einsatz kommt, in einem hohen Prozentsatz der Patienten Spätschäden verhindern. Außerdem verbaut diese Art der Vorgehensweise nicht den Weg für offene Verfahren.

Lösung und Alternativen

Bereits bei Verdacht auf einen Gelenkinfekt sollte arthroskopiert werden. Die entsprechende Kombination aus Lokalbefund, verdächtigem Erguß und erhöhten Entzündungsparametern sollte den behandelnden Arzt zu diesem Vorgehen bewegen, v. a. da ein Direktausstrich mit „nur vermehrt Granulozyten" oder sogar ein steriles Punktat einen allzuhäufig in falscher Sicherheit wiegt. Der Eingriff sollte als „dringlich" eingestuft und zur Not auch nachts durchgeführt werden.

Im Rahmen der Gelenkspülung sind hohe Flußraten und Flüssigkeitsmengen erforderlich, so daß ein separater Zugang hilfreich ist. Über eine große Kanüle, z. B. superomedial, kann Spülflüssigkeit eingebracht werden, die dann über einen Shaver wieder ausgeleitet wird. Jedes Kompartment muß einzeln ausgespült werden, wobei für ein Kniegelenk ca. 10 Liter Lösung erforderlich sind. Es sollte nicht nur ein Abstrich, sondern auch eine Synoviaprobe gewonnen werden. Antiseptische Spülzusätze sind aufgrund ihrer knorpeltoxischen Wirkung zu vermeiden; Antibiotikazusätze haben sich nicht bewährt. Die mechanische Reinigung und Reduktion der Keimzahl steht im Mittelpunkt, gefolgt von einer Keim-gerechten, i. v.-eingeleiteten Langzeit-Antibiose.

Lediglich die Fibrinauflagerungen sollten von der Synovia und aus den Gelenkkompartimenten entfernt werden. Verklebungen, die zu einer Kammerung innerhalb des Gelenkes führen, müssen gelöst werden. Erst bei Spätinfekten oder Zweit-Spülungen sollte über eine arthroskopische Synovektomie nachgedacht werden. Bei anhaltender Infektproblematik sollten per NMR extraartikuläre Manifestationen ausgeschlossen werden. Engmaschige Laborkontrollen müssen die Infektberuhigung dokumentieren, da sonst weiterer Handlungsbedarf besteht.

In der Nachbehandlung muß eine passive Mobilisation des betroffenen Gelenkes erfolgen; hier hat sich der Einsatz von Bewegungsschienen bewährt.

Die arthroskopische Vorgehensweise kann nur erfolgreich sein, wenn keine extraartikulären Foci, inklusive Baker-Zysten, vorliegen. Eine invasivere, offene Behandlung kann v. a. bei postoperativen Infekten erforderlich sein, insbesondere wenn Knochenkanäle oder Fremdmaterialien infiziert sein könnten.

Andere Behandlungsansätze, wie ein primär offenes Vorgehen mit Synovektomie oder lokale Antibiotikaträger (z. B. Sulmycin ®Implant) müssen in diesem Zusammenhang sicherlich auch diskutiert werden.

Weiterführende Tips
→ Gelenkempyem, Jet-Lavage; → Kollagenvlies, antibiotikahaltiges.

Verfasser
C.H. Siebert

Literatur
Gächter A (1994) Gelenkinfekt – Arthroskopische Spülungsbehandlung. Arthroskopie 7:98 – 101

Hämatomausräumung, minimal invasive

Ziel

Durch den Einsatz von Vakuumpumpen und großlumigeren Kanülen gelingt es eher, die zähe Flüssigkeit eines Hämatoms über eine Stichinzision zu entfernen.

Problem

Großflächigere, traumatisch bedingte Hämatome können aufgrund der erhöhten lokalen Spannungsverhältnissen zu Schmerzen, aber auch Nekrosen im Bereich der angrenzenden Weichteile führen. Die Entwicklung eines größeren subkutanen Blutergusses nach operativen Maßnahmen kann die Mobilisierung und somit den ganzen postoperativen Verlauf verzögern und stellt ein erhöhtes Infektrisiko dar. Da das Blut koaguliert, läßt es sich häufig nicht mittels Nadel oder Braunüle aspirieren. Durch ein minimal-invasives Vorgehen kann man schnell Schmerzlinderung und Sicherheit erzielen, ohne den Patienten einem größeren Eingriff/Revisionseingriff auszusetzen.

Lösung und Alternativen

Abgrenzbare, in den Weichteilen liegende Hämatome sind häufig so zähflüssig, daß die Nadelaspiration zur Entlastung nicht erfolgreich ist. Es gestaltet sich auch mühsam einen ausreichenden Sog aufzubauen, um schnell größere Mengen Flüssigkeit zu entfernen. In den unterschiedlichen operativen Abteilungen liegt aber meist das entsprechende Hilfsmittel bereits vor – in der Plastischen Chirurgie ein Sauger für die Fettgewebsreduktion (Liposuction), bei den Chirurgen/Orthopäden das Shaversystem von der Arthroskopie. Beide Systeme verfügen über Vakuumpumpen, so daß ein konstanter Unterdruck hergestellt werden kann. Durch den Einsatz von Aufsätzen, die eine abgerundete Spitze und eine seitliche Öffnung aufweisen, wird ein schonendes Vorgehen ermöglicht.

Die Kanülen können unter Lokalanästhesie über eine separate Stichinzision oder durch eine Wiedereröffnung eines Teiles des operativen Zugangs eingebracht werden und subkutan bis zu der flüssigkeitsgefüllten

Höhle vorgeschoben werden. Eine fibröse Kapsel ist bei der vorgesehenen, frühzeitigen Hämatomausräumung noch nicht zu überwinden. Die Positionierung kann theoretisch per Ultraschall kontrolliert werden. Während des Einführens darf kein Sog vorhanden sein; dieser wird erst bei Erreichen des Hämatoms aufgebaut und vor der Entfernung wieder ausgeschaltet, um ein schmerzhaftes Ansaugen der Weichteile zu vermeiden. Beide Systeme sollten nur zum Absaugen eingebracht werden; auf den Einsatz eines rotierenden Messers bei dem Shaversystem sollte bewußt aufgrund der fehlenden optischen Kontrolle verzichtet werden. Um Verletzungen des angrenzenden Gewebes zu verhindern, sollte die Öffnung der jeweiligen Kanüle seitlich oder zum Zentrum der Höhle ausgerichtet sein. Ein sanftes Hin- und Herbewegen innerhalb des Hohlraumes reicht aus, um ein Großteil des Hämatoms zu entfernen und wird von den Patienten gut toleriert. Ein Abstrich kann, falls erwünscht, gewonnen werden.

Die Einlage einer Redondrainage oder von Antibiotikaträgern ist nur in Einzelfällen erforderlich, aber technisch problemlos möglich. Meist reicht nach dem Eingriff ein Druckverband.

Als Alternative oder bei einem Scheitern der beschriebenen Technik steht ein offenes Vorgehen mit digitaler Ausräumung uneingeschränkt weiterhin zur Verfügung.

Weiterführende Tips
→ Kollagenvlies, antibiotikahaltiges.

Verfasser
C.H. Siebert

Literatur
Dowden RV, Bergfeld JA, Lucas AR (1990) Aspiration of hematomas with liposuction apparatus. J Bone Joint Surg 72-A:1534–1535

Hämorrhagischer Schock, Katheterwechsel

Ziel

Anlage eines großlumigen venösen Zugangs.

Problem

Traumatisierte Patienten werden oftmals zur stationären Weiterversorgung ins Krankenhaus eingeliefert, ohne daß ausreichende großlumige venöse Zugänge angelegt worden sind. Gerade bei fortbestehender Hämorrhagie und zunehmendem Venenkollaps kann dann die Anlage großlumiger periphervenöser Zugänge in der Notaufnahme erheblich erschwert sein.

Lösung und Alternativen

Wird in der Notaufnahme ein großlumiger venöser Katheter notwendig, kann bei unmöglicher Venenpunktion entweder ein zentralvenöser Zugang gewählt werden oder aber ein periphervenöser Katheterwechsel erfolgen. Voraussetzung für letztere Vorgehensweise ist ein liegender mindestens 20 Gauge großer periphervenöser Venenzugang. Die liegende venöse Kanüle wird hierfür sorgfältig gereinigt, bzw. desinfiziert. Unter möglichst sterilen Kautelen wird dann der Seldinger-Draht eines kommerziell erhältlichen Kathetersets (siehe Literatur) über die venöse Kanüle in das Gefäßlumen gebracht. Ein zweiter Mitarbeiter entfernt die Verweilkanüle, ohne den Draht bzw. die Abdeckung zu berühren. Über den liegenden Draht kann dann nach erfolgter Dilatation des Hautkanals (das Set enthält einen Dilatator) der im Katheterwechselset beigefügte großlumige PVC-Katheter (8,5 Fr) in das Gefäßlumen eingebracht werden. Es eignen sich grundsätzlich alle größeren Venen für dieses Wechselmanöver, ein Venenkaliber in der Art der Vena basilica oder Vena cephalica ist jedoch von großem Vorteil.

Weiterführende Tips

→ Kreislaufinstabilität, Säuglinge, lebensrettender Zugang;
→ Flüssigkeitssubstitution, improvisierte.

Verfasser

H.M. Loick

Literatur

Produktinformation der Firma: Arrow International, INC; Pennsylvania, USA (Produkt: RIC™, Nr. RC-09850)

Hämostyptika, intraoperativ

Ziel

Nichthaftender Kompressionsdruck auf intraoperativ eingebrachte Hämostyptika.

Problem

Im Falle diffuser Blutungen bei Teilresektionen oder Läsionen parenchymatöser Organe (Nieren, Leber, Milz) oder bei der Verletzung von Venenplexus kann das Auftragen lokaler Hämostyptika (z. B. Tachocomb®-Schwamm, Nycomed, Ismaning bei München; Tabotamb®-Gaze, Johnson & Johnson Medical, Norderstedt) effektiv zur Blutstillung beitragen. Die schwamm- bzw. gazeartigen Hämostyptika müssen hierzu gleichmäßig auf die Gefäßläsion aufgebracht und für einige Minuten komprimiert werden. Wird diese Kompression durch angefeuchtete Bauchtücher oder Stieltupfer ausgeübt, kommt es meist zu deren unerwünschter Verklebung mit dem Hämostyptikum, welches dann bei der Entfernung der Kompression ungewollt wieder von der blutenden Fläche abgehoben wird.

Lösung und Alternativen

Zur Vermeidung von Verklebungen und zur gleichmäßigen Verteilung des Kompressionsdrucks kann ein zur Hälfte mit Wasser gefüllter, nicht gepuderter, handgelenksnah verknoteter steriler Operationshandschuh verwendet werden. Wichtig ist ein gutes Anfeuchten des Handschuhs auf der Oberfläche. Dieser äußerst elastische „Kompressions-Schwamm" hat sich auch bei Venenplexusblutungen aus dem retroprostatischen Plexus Santorini bewährt.

Weiterführende Tips

→ Bauchtrauma, partielle Milzerhaltung; → Nierenteilresektion.

Verfasser

H. Piechota, M. Waldner, S. Roth

Hautverschluß dynamischer, vereinfachtes Vorgehen

Ziel

Das Hautzugverfahren stellt eine alternative Vorgehensweise bei Weichteildefekten dar. Durch den sukzessiven Zug wird der Defekt schrittweise verkleinert, ohne ein Vorgehen im Sinne einer offenen Wundbehandlung zu kompromittieren.

Problem

Bei Weichteildefekten, die keinen Primär- oder Sekundärverschluß gestatten, gab es bislang nur zwei Alternativen:

1. Heilung per secundam: Die Wunde zugranulieren zu lassen ist zeitaufwendig und hinterläßt häufig breite, häßliche, und zum Teil instabile Narbenfelder.
2. Plastisch-chirurgische Maßnahmen im Sinne von Gewebstransplantationen sind mit Operationstrauma und Hebedefekten verbunden.

Lösung und Alternativen

Der dynamische Hautverschluß stellt, bei der richtigen Indikation und guter Gewebsqualität, eine lokale Lösung für das Problem dar. Aufgrund der schonenden Vorgehensweise und geringem technischen Aufwand hat sich das Hautzugverfahren zwischenzeitlich als dritte Alternative etabliert.

Mit diesem Verfahren wird dosiert auf das betroffene Hautareal ein tangentialer Zug ausgeübt. Das Verfahren nutzt die Dehnungseigenschaft der Weichteile aus und führt über die Distraktion zu einer erhöhten epidermalen Proliferationsrate. Um die mobilisierten, 1 cm breiten Hautränder zu schützen und die einwirkende Kraft gleichmäßig zu verteilen, werden in die Schlaufen der Donati-Rückstichnähte (Einzelknopfnaht) 14er Redondrainagen eingelegt. Der ursprünglich eingesetzte monofile, nicht resorbierbare Faden, der über Rutschknoten ein dynamisches Nachspannen gestatten soll, erweist sich gelegentlich als widerspenstig: das Rutschen gelingt in beide Richtungen, exakte Dosierung beim Nachspannen ist schwierig etc. Indem man aber einen kräftigen, geflochtenen Faden über Kanülenhüllen (Abb. 1) verknotet,

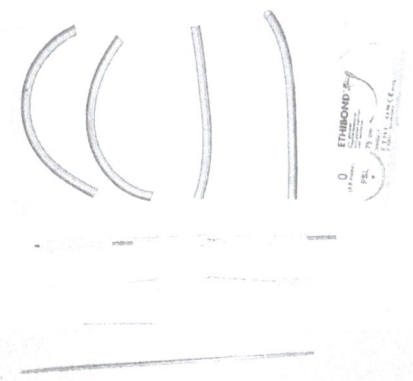

Abb. 1. Vorbereiteter OP-Tisch mit dem handelsüblichen Verbrauchsmaterial (Nahtmaterial, Kanüle mit Hülse, Redondrainage, Kirschner-Draht).

kann man durch ein Drehen an diesem Konstrukt gezielt eine gleichmäßige Defektverkleinerung erreichen. Die Spannungsverhältnisse können dann durch einen durch alle Hülsen plazierten K-Draht bis zur nächsten Dynamisierung gehalten werden (Abb. 2). Hierdurch wird die Distraktion vom Handling vereinfacht, ohne die z. T. teuren Spezialgerätschaften zu benötigen. Da die Redondrainagen auftragen, sollte diese Art des Vorgehens generell nur an unbelasteten Stellen, wie z. B. lateraler Unterschenkel nach Kompartmentspaltung, angestrebt werden.

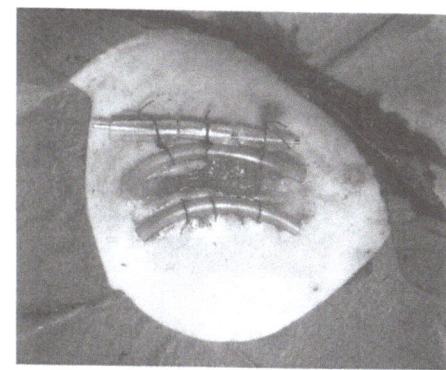

Abb. 2. Vorgespannter dynamischer Weichteilverschluß. Die Spannung wird durch das Drehen der Kanülenhülsen erreicht. Nach der Hautdistraktion werden die einzelnen Hülsen auf dem K-Draht aufgefädelt und in Position gehalten.

Weiterführende Tips

→ Wundverschluß, Hautzugverfahren.

Verfasser

C.H. Siebert

Literatur

Bettag C, Böhm HJ, Hierholzer G (1996) Hautzugverfahren zum sekundären Wundverschluß. OP-Journal 12:65–68
Siebert CH, Weber M (1998) Hausinterne Kommunikation

HIV-Exposition, Maßnahmenkatalog

Ziel

Standardisierung der korrekten Durchführung von Erstversorgung, Postexpositionsprophylaxe (PEP) und Dokumentation einer Verletzung bei Exposition/Kontakt mit HIV-positivem, infektiösem Material.

Problem

Mit der Zunahme an HIV-infizierten Patienten bekommt die Versorgung und Betreuung von medizinischen Mitarbeitern nach einer entsprechenden Exposition eine neue Brisanz. Aufgrund des ständigen Wandels bezüglich der medikamentösen Maßnahmen und Richtlinien ist die Ärzteschaft, v. a. im Rahmen des berufsgenossenschaftlichen Heilverfahrens, weiterhin aufgefordert, auf dem aktuellen Wissenstand zu bleiben. Somit kann es sich auch in diesem Beitrag nur um eine Momentaufnahme handeln.

Als infektiöses Material von HIV-Infizierten gelten:
- Punktions- und Lavageflüssigkeiten,
- Blut und Liquor,
- Fruchtwasser, Vaginalsekret, Ejakulat,
- aber auch Zellkulturüberstände HIV-infizierter Kulturen, etc.

Lösung und Alternativen

Sofortmaßnahmen:
- Lokale Blutung anregen,
- Reinigung mit virusinaktivierenden Desinfektionsmittel auf alkoholischer Basis,
- gründliches Spülen des kontaminierten Areales, ggf. mit 45–70 % alkoholischer Lösung (Mundschleimhaut),
- Risikoabschätzung durch den Arzt; bei bestehender Indikation sofortige Einleitung der PEP.

Dokumentation:

- Durchgangsarzt-Bericht mit Stellungnahme zu: Tiefe der Verletzung (Blutgefäß eröffnet), Kontaminationsgrad (z. B. Blutverunreinigung des Instrumentes etc.), klinisches Stadium des HIV-Patienten (Indexperson), primärer serologischer Status des Betroffenen.
- Laborentnahme (HIV-, HBV- und HCV-Status dokumentieren) und Verlaufskontrollen nach 6 Wochen, 3, 6 und 12 Monaten.
- Falls erforderlich, Tetanus- und Hepatitis-B Immunisierung nicht vergessen.
- Bei Auftreten einer berufsbedingten HIV-Infektion sollte das Robert-Koch-Institut sowie die Deutsche AIDS-Gesellschaft (069 6301 6608; http:\\www.daig.net) zusätzlich informiert werden.

Begleitmaßnahmen:

- Schutz des Partners des Unfallverletzten vor sexueller Übertragung bis zum negativen Ergebnis der 3-Monatskontrolle,
- keine Blutspenden bis Abschluß der Abklärung.

Falls ein Infektionsrisiko für den Mitarbeiter vorliegt, sollte bezüglich des Übertragungsrisikos (bei einmaligem Kontakt Infektrisiko unter 0,5 %) sowie Möglichkeiten, Grenzen und Nebenwirkungen der medikamentösen Behandlung aufgeklärt werden. Wenn das Risiko nicht sicher abzuschätzen ist und der Betroffene nach ausführlicher Aufklärung eine Prophylaxe wünscht, sollte dem Wunsch entsprochen werden.

Generell besteht die Prophylaxeempfehlung (Tab. 1), wenn mit hoher Wahrscheinlichkeit infektiöses Material tiefer als die oberste Epithelschicht inokuliert wurde (Injektion oder Infusion infektiösen Materials; tiefe Stich- und Schnittverletzungen mit HIV-kontamierten Instrumenten; Verletzungen mit kontaminierten Hohlnadeln) sowie bei Kontamination von Schleimhaut oder entzündlich veränderten Hautarealen, wenn die Kontamination großflächig ist und/oder das Areal nicht unmittelbar gereinigt wurde.

Tabelle 1. Postexpositionsprophylaxe (PEP): 2 Nukleosidanaloga (NA) + 1 Proteaseinhibitor (PI); jeweils ein Medikament aus jeder Spalte über einen Zeitraum von 4 Wochen

Substanz-gruppe	Nukleosidanaloga Gruppe I	Nukleosidanaloga Gruppe II	Protease-inhibitoren
Substanz	AZT/Zidovudin	Lamivudin/	Indinavir
Handelsname	Retrovir	3TC Epivir	Crixivan
Dosierung	2 × 250–300 mg/die	2 × 150 mg/die	3 × 800 mg/die
Typische NW	Kopfschmerz, Übelkeit	selten	Nierensteine
Substanz	Stavudin/	Didanosin/	Nelfinavir
Handelsname	d4T Zerit	ddl Videx	Viracept
Dosierung	2 × 30–40 mg/die	2 × 100–200 mg/die	3 × 750 mg/die
Typische NW	periphere Neuro-pathie	Pankreatitis (selten)	Durchfälle
Substanz			Saquinavir
Handelsname			Fortovase
Dosierung			3 ×1200 g/die
Typische NW			Durchfälle

Bei Auftreten einer berufsbedingten HIV-Infektion oder bei AIDS liegt eine Berufskrankheit nach Nr. 3101 der Anlage 1 zur Berufskrankheiten-Verordnung vor. Der Kausalzusammenhang muß hinreichend wahrscheinlich sein, wobei v. a. die Serokonversion im Verlauf richtungsweisend ist. Da HIV-Infektionen im Privatleben statistisch wahrscheinlicher als im Berufsleben sind, muß der/die Betroffene im Rahmen seiner Mitwirkungspflicht bei der Klärung des Sachverhaltes entsprechende Fragen wahrheitsgemäß beantworten. Bei Anerkennung der Berufserkrankung wird eine Unfallrente gemäß des Krankheitsstadiums gewährt (z. B. symptomfreie HIV-Infektion (CDC II)-MdE 10-40; AIDS-related complex (CDC IVA) - 60-80; AIDS (CDC IVB)- 100). Im Rahmen des Begutachtungsprozesses ist häufig eine zusätzliche fachpsychologische Begutachtung erforderlich. Rentenbeginn ist entweder der Zeitpunkt des Arbeitsunfalles oder der Zeitpunkt der Diagnosestellung „HIV-positiv".

Weiterführende Tips
→ Operateur, Kontaminations-/Verletzungsschutz.

Verfasser

C.H. Siebert

Literatur

Jarke J (1993) HIV-Infektion und AIDS als Berufskrankheit. Dt Ärztebl 7:B321-326

Konsensuskonferenz München (1998) Aktualisierte Version der medikamentösen Postexpositionsprophylaxe (PEP) nach beruflicher HIV-Exposition. Chirurg BDC 37:224-226

HKB-Ausriß, Krallenplättchen

Ziel

Versorgung tibialer knöcherner Ausrisse des hinteren Kreuzbandes mit einem Krallenplättchen.

Problem

Knöcherne Ausrisse des hinteren Kreuzbandes erfolgen fast ausschließlich tibial. Frische Verletzungen können mit gutem Ergebnis operativ behandelt werden. Die häufig vorgeschlagene Fixation mit einer Schraube kann allerdings zur Sprengung des in der Regel kleinen Fragmentes oder zum Ausreißen, mit jeweils sekundärer Dislokation, führen.

H

Lösung und Alternativen

Alternativ bietet sich die Versorgung des tibialen Ausrisses des hinteren Kreuzbandes mit einem selbstgefertigten Krallenplättchen an. Das Fragment wird zunächst über einen transmuskulären hinteren Zugang ohne Ablösung des Gastrocnemiuskopfes freigelegt und reponiert. Die Fixation kann nun mit einer zugerichteten Drittelrohrplatte erfolgen

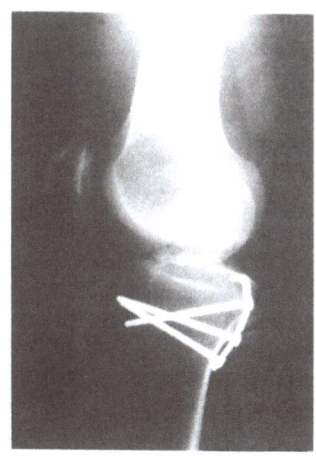

Abb. 1. Versorgungsbild nach Fixation eines knöchernen tibialen Ausrisses des hinteren Kreuzbandes mit krallenförmig zugerichteter Drittelrohrplatte (seitlicher Strahlengang).

(Abb. 1). Hierzu werden im Bereich eines endständigen Plattenloches die Stege mit einem Seitenschneider schräg durchtrennt und umgebogen. Die so entstandene Kralle faßt auch kleine Fragmente ohne die Gefahr eines Auseinanderbrechens beim Anbohren oder Anziehen der Schraube. Distal wird die Platte in typischer Weise mit Schrauben im Tibiakopf verankert. Die Nachbehandlung erfolgt funktionell, Vollbelastung ist nach neun Wochen erlaubt, das Implantat wird belassen.

Weiterführende Tips
→ Popliteussehnenausriß, Versorgung.

Verfasser
B.C. Heinz

Literatur
Lobenhoffer P, Lattermann C, Krettek C, Blauth M, Tscherne H (1996) Rupturen des hinteren Kreuzbandes: heutiger Behandlungsstand. Unfallchirurg 99:382–399

Hodenhochlagerung

Ziel

Einfache und effektive Hochlagerung der Hoden.

Problem

Die Hochlagerung des Skrotums bzw. der Hoden ist ein wichtiger Bestandteil der Therapie der akuten Epididymitis oder bei Ödem- oder Hämatombildung nach Traumata bzw. Operationen zur Verbesserung des venösen und lymphatischen Abflusses. Die hierzu eingesetzten Hilfsmittel erfüllen ihre Aufgabe jedoch nicht immer zufriedenstellend.

H

Lösung und Alternativen

Durch ein Suspensorium kann zwar eine Unterstützung des Skrotums im Stehen, nicht jedoch eine echte Hochlagerung im Liegen bewirkt werden. Ein Hodenbänkchen läßt sich aus Zellstoff und Mullverband kostengünstig selbst herstellen und kann den individuellen anatomischen Verhältnissen angepaßt werden. Es benötigt jedoch für eine suffiziente Hochlagerung zwischen den Oberschenkeln verhältnismäßig viel Platz und neigt dazu, bei jeder Bewegung des Patienten im Bett unbemerkt zu verrutschen.

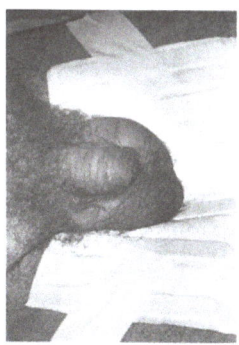

Abb. 1. Suffiziente Hodenhochlagerung mit einer selbstgefertigten Auflage aus Holzspateln und Pflasterstreifen nach Kelly.

Alternativ kann mit Hilfe von Holzspateln und breitem Pflasterband eine hängebrückenartige Auflage für das Skrotum geschaffen werden, welche mit Pflasterstreifen auf den Oberschenkeln fixiert wird (Abb. 1). Das Skrotum ist auf diese Weise gut suspendiert und exponiert und kann zudem leichter gekühlt werden. Eine einseitig kunststoffbeschichtete Einmalunterlage kann hierzu ebenfalls verwendet werden, wenngleich sie eine vergleichsweise geringere Tragfähigkeit besitzt. Die Hodenhochlagerung durch das Umwickeln beider Oberschenkel mit einer Mullbinde besitzt ebenfalls keine zufriedenstellende Steifigkeit und behindert zudem bei der Defäkation.

Weiterführende Tips
→ Beckenringverletzung, Notfallversorgung.

Verfasser
H. Piechota, M. Waldner, S. Roth

Literatur
Schoenberg M, Kelly A, Siegel A, Hanno P, Wein A (1989) The Kelly scrotal bridge. Urology 33 (Suppl. Urotech):17

Hüftluxation hintere, Ein-Mann-Repositionstechnik

Ziel

Einfache Repositionstechnik für die hintere Hüftluxation, die der Arzt auch im Alleingang bewerkstelligen kann. Durch die Bauchlagerung des Patienten macht man sich dessen Eigengewicht zunutze.

Problem

Die Reposition von Hüftluxationen sollte möglichst schnell erfolgen, um Schäden des Gefäß-Nerven-Bündels zu vermeiden. Bei Rückenlage werden mehrere Mitarbeiter benötigt, um den Patient zu fixieren oder einen entsprechenden Gegenhalt für den Zug an der betroffenen Extremität zu bieten.

Lösung und Alternativen

Der wache Patient erhält über einen intravenösen Zugang wie üblich ein Sedativum sowie ein Analgetikum. Dann wird der Betroffene in die Bauchlage gedreht und an das Ende des Tisches gezogen. Die Tischkante kommt auf Höhe der Spina iliaca anterior superior zu liegen und die Hüfte wird 90° gebeugt. Die Tischhöhe sollte so eingestellt werden, daß der Behandler mühelos sein Knie auf den Unterschenkel des Patienten legen kann (Abb. 1). Der behandelnde Arzt nimmt das betroffene Bein hoch, indem er am Sprunggelenk anfaßt und verlagert sein Körpergewicht auf den Unterschenkel des Patienten. Mit leichtem Druck in Verlängerung der Femurschaftachse kommt es laut Erstautoren zu einer Reposition des betroffenen Hüftgelenkes. So kann im Sinne einer Ein-Mann-Technik ohne viel Kraftaufwand die Reposition der Hüfte erfolgen.

Das Verfahren kommt allein schon aufgrund der Lagerung nur bei mobileren Patienten in Frage. Die klassischen Repositionsmanöver benötigen zwar Hilfspersonal, sind aber ebenso erfolgreich. Meist ist bei Muskelanspannung die Reposition in Kurznarkose unvermeidlich.

Weiterführende Tips

→ Beckenringverletzung, Notfallversorgung.

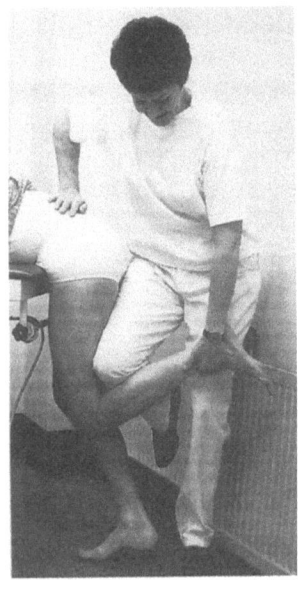

Abb. 1. Ein-Mann-Repositionstechnik der Hüfte.

Verfasser

C.H. Siebert

Literatur

Herwig-Kempers AH, Veraart BEEMJ (1993) Reduction of posterior dislocation of the hip in prone position. J Bone Joint Surg Br 75-B:328

Hüfttotalendoprothese, Zementiertechnik nach gescheiterter Osteosynthese

Ziel

Verhinderung von Zementaustritt durch die im Rahmen der Materialentfernung entstandenen kortikalen Defekte bei Implantation einer zementierten Totalendoprothese.

Problem

Bei gescheiterter osteosynthetischer Versorgung einer Schenkelhals- oder pertrochantären Fraktur, im Sinne einer Sekundärdislokation oder Pseudarthrose, kann die Implantation einer zementierten Totalendoprothese (TEP) im Folgeeingriff erforderlich sein. Die im ersten Schritt notwendige Materialentfernung hinterläßt aber diverse Schraubenlöcher in der Kortikalis, über die das Palacos® austreten kann. Die Füllung dieser Defekte mit Zement verhindert aber die Wiederherstellung eines geschlossenen knöchernen Köchers und stellt Sollbruchstellen dar.

Lösung und Alternativen

Bei der Implantation einer zementierten TEP begnügt sich der Operateur häufig damit, durch Austamponieren der kortikalen Defekte den Austritt von größeren Zementmengen zu verhindern. Die Zement-gefüllten Defekte verheilen naturgemäß nicht und stellen eine dauerhafte Schwachstelle dar. Ein Lösungsansatz ist, die im Rahmen der Materialentfernung anfallenden Schrauben mit einem Bolzenschneider auf die Dicke der Kortikalis zu kürzen und sie wieder beim Zementieren als Platzhalter in die Löcher einzufügen. Bei der Probeimplantation muß überprüft werden, ob die Schrauben eine Behinderung darstellen. Nach Implantation der TEP werden die Schraubenreste herausgedreht und die Defekte mit Knochen aus dem Resektat aufgefüllt.

Als Alternative können auch primär gemäß der Bohrlochgröße mit einer Hohlfräse Knochendübel aus dem resezierten Knochen gewonnen werden, um damit die Löcher vor der TEP-Implantation zu verschließen.

Weiterführende Tips

→ Prothesenrandfraktur, Marknagel.

Verfasser

C.H. Siebert

Literatur

Pattersen BM, Salvati EA, Huo MH (1990) Total hip arthroplasty for complications of intertrochanteric fracture. J Bone Joint Surg 72-A:776–777

HWS-Stabilisierung, Kleinkinder-gerecht

Ziel

Durch eine einfache Unterlagerung des Rumpfes oder Muldung im Bereich des Hinterkopfes können auch Kinder mit Verdacht auf Verletzungen der Halswirbelsäule sicher transportiert werden.

Problem

Für die Bergung von Unfallverletzten stehen in Europa den Rettungssanitätern hauptsächlich Vakuummatratzen zur Verfügung. Diese anmodellierbare Ganzkörperversorgung hat sich bei dem Transport von Erwachsenen im Laufe der Zeit bewährt. Aufgrund des übergroßen Kopfumfanges der Kleinkinder ist aber eine flache Lagerung, wie auf einem Brett, vital gefährdend, da der Kopf nach ventral gedrückt und der Hals flektiert wird. Je nach Ausmaß der Instabilität kann es somit zu einer sekundären Rückenmarkläsion kommen. Auch entsprechend kleine Zervikal-Stützen stehen als Alternative üblicherweise nicht zur Verfügung.

Lösung und Alternativen

Bei der Bergung von unfallverletzten Kleinkindern muß die Rettungseinheit die ungewohnten anatomischen Verhältnissen dieser Altersgruppe berücksichtigen. Die flache Rückenlage auf einem Brett-ähnlichem Konstrukt ist für die Erwachsenenpopulation bestens geeignet, um eine sichere Stabilisierung der Wirbelsäule zu gewährleisten. Bei Kleinkindern dagegen kommt es bei einer solchen Lagerung aufgrund des Kopfumfanges zu einer Aufhebung der Halslordose im Sinne einer Vorwärtsbeugung oder Flektion, kombiniert mit einer vorderen Translationsbewegung (Abb. 1). Bei einer eventuell vorliegenden Instabilität der HWS können die Folgen für das zervikale Rückenmark katastrophal sein. Ein vergleichbarer Effekt wurde bei dem Einsatz von Vakuummatratzen beobachtet, da das Kind meist zu leicht ist, um in Rückenlage eine Muldung dieser steifen Unterlage selbst zu verursachen.

Die Korrektur der Liegefläche ist so einfach wie überzeugend. Eine entsprechende Modifikation der Unterlage im Sinne einer Einmuldung oder eines Loches für den Kopf würde bereits ausreichend sein

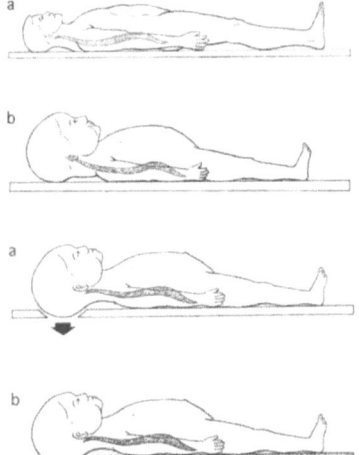

Abb. 1. Im Gegensatz zu der flachen Lagerung beim Erwachsenen (**a**) führt diese Körperposition beim Kleinkind zu einer Flexion oder Kyphose des Halses (**b**).

Abb. 2. Bei Kleinkindern kann durch Fertigung einer Mulde für das Occiput (**a**) oder eine Unterlagerung des Rumpfes (**b**) die erwünschte Position des Kopfes erreicht und das Halsmark geschützt werden.

(Abb. 2). Bei dem Einsatz einer Vakuummatratze sollte also lediglich eine Mulde für den Kopf vorbereitet werden. Als Alternative kann der Rumpf/Körper des Kleinkindes auch unterlagert werden, um so die physiologische Position der Kopf-Hals-Region zu erzielen. Klinisch kommt der Kopf also in einer relativen Extensionshaltung zu liegen. Orientierend stellt sich der Meatus acusticus externus beidseits über der jeweiligen Schulter ein. Diese Position kann dann fixiert und der kleine Patient zur weiteren Abklärung etc. transportiert werden.

Weiterführende Tips
→ Venenpunktion schmerzlose, Kinder;
→ Kreislaufinstabilität, Säuglinge, lebensrettender Zugang.

Verfasser
C.H. Siebert

Literatur
Herzenberg JE, Hensinger RN, Dedrick DK, Phillips WA (1989) Emergency transport and positioning of young children who have an injury of the cervical spine. J Bone Joint Surg 71-A:5 – 22

Implantatlagerinfekt, Dauerdrainage

Ziel

Behandlung einer tiefen Infektion bei einliegendem inneren Implantat mittels Dauerdrainage.

Problem

Tiefe posttraumatische oder postoperative Infektionen am Implantat bei noch nicht durchbauten Frakturen erfordern eine Behandlungsstrategie, unter der sowohl die Fraktur als auch die Infektion zur Ausheilung kommen. Eine Möglichkeit besteht darin, sich vom inneren Implantat (Platte oder Marknagel) zu trennen und die Stabilisierung der Fraktur durch ein externes Verfahren, wie z. B. den Fixateur externe, zu erreichen.

Lösung und Alternativen

Bei einem Frühinfekt nach Platten- oder Marknagelosteosynthese kann durch die Einlage einer Dauerdrainage nach sorgfältiger Revision, eingehendem Débridement und bei sicher stabilem Implantat ein neuerlicher Sekretstau und damit das Wiederaufflackern eines manifesten Infektes verhindert werden.

Die Fraktur wird unter liegender Drainage zum knöchernen Durchbau gebracht: Hierzu wird am Ende des Revisionseingriffes eine 12er Redondrainage eingelegt und in ausreichendem Abstand durch gut gepolsterte, gesunde Weichteile ausgeleitet. Wegen der später erforderlichen Mobilisation ist darauf zu achten, daß die lochfreie Strecke der Drainage in den Weichteile ausreichend lang bemessen ist. Der Wundverschluß erfolgt dann bevorzugt einschichtig.

Die Drainage wird alle ein bis zwei Tage unter vorübergehendem Abklemmen des Soges mobilisiert. Nach Anleitung kann der Patient dies problemlos selber durchführen. Die Drainageaustrittstelle muß gepflegt und trocken gehalten werden.

Des weiteren muß der Patient darauf hingewiesen werden, daß der akzidentielle Verlust der Drainage umgehend, gleichsam notfallmäßig behoben werden muß, da in den ersten Stunden eine neue Drainage einfach durch den präformierten Kanal perkutan vorgeschoben werden kann und so ein neuerlicher Revisionseingriff vermieden wird. Die Drainage verbleibt bis zur Frakturheilung und wird erst im Rahmen der frühzeitigen Materialentfernung entfernt.

Durch die beschriebene Anwendung einer Dauerdrainage beim Implantatlagerinfekt kann ein erneuter Verhalt sicher vermieden werden, der stabilisierte Knochen wird vor einer infektbedingten Destruktion geschützt und kann zur Ausheilung kommen.

Weiterführende Tips

→ Kollagenvlies, antibiotikahaltiges;
→ Markraumphlegmone, Aufbohrung.

Verfasser

B.C. Heinz

Literatur

Hansis M (1999) Stabilität von Osteosynthesen bei infizierten Frakturen. OP-Journal 15:91 – 93

Hansis M, Müller JE (1993) Techniken zur Infektionsprophylaxe und Infektionsbehandlung in der Unfallchirurgie. OP-Journal 9 (Suppl):1 – 19

Innenknöchel, Defektdeckung

Ziel

Die Anwendung des lateralen Kalkanear-Lappens bei traumatischen Weichteildefekten im Bereich der Knöchel und Ferse wird nur vereinzelt in der unfallchirurgischen Literatur beschrieben und droht in Vergessenheit zu geraten.

Problem

Die Defektdeckung im Bereich der Ferse und des Sprunggelenkes stellt den Operateur immer wieder vor Probleme. Die aufwendige, freie Lappentransplantation ist zwar eine Möglichkeit, aber eine ortsständige Lösung ist häufig wünschenswert.

Lösung und Alternativen

Als eine Methode zur Weichteildeckung haben Grabb und Argenta 1981 den lateralen Kalkanear-Lappen beschrieben. Es handelt sich um einen neurovaskulär versorgten Lappen, der 1 cm distal vom Außenknöchel gehoben werden kann. Die arterielle Versorgung des lateralen Kalkanear-Lappens erfolgt über die A. peronea, der venöse Rückfluß über die V. saphena parva, während die terminalen Äste des N. suralis die Innervation bewerkstelligen. Als Insellappen ist eine gute Mobilität und somit große Reichweite erzielbar, so daß Defekte am Außen- und Innenknöchel gedeckt werden können.

Im Rahmen der Vorbereitung zur Operation sollte die A. calcanearis lateralis, die hinter dem Außenknöchel zwischen Achillessehne und Peronealsehnen verläuft, mittels Gefäß-Doppler, ggf. angiographisch, lokalisiert werden. Während des Eingriffes kann eine Blutsperre verwendet werden; dieses Vorgehen erleichtert, im Gegensatz zur Blutleere, die Darstellung der Gefäße. Der Lappen kann aufgrund der Gefäßversorgung im Sinne des „kurzen" Lappens auf eine Größe von bis zu 8 × 4,5 cm oder als „langer" Lappen bis zu 14 × 4,5 cm präpariert werden.

Es folgt die Einzeichnung des zu hebenden fasziokutanen Lappens, der primär ca. 2 – 4 mm größer als der zu deckende Defekt sein sollte (Abb. 1). Nun kommt es zur Hebung des proximal gestielten, „langen"

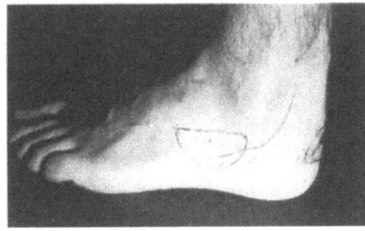

Abb. 1. Einzeichnen des lateralen Kalkanear-Lappens.

Lappens, der direkt vom Periost des Calcaneus sowie von dem Peritendineum der Peronealsehnen abpräpariert wird. Es muß im Bereich des Hebedefekts genug Gewebe, v. a. intaktes Peritendinum, zurückbleiben, um ein Einheilen der Spalthaut zu ermöglichen (Abb. 2). Danach folgt die Untertunnelung der Achillessehne und Umleitung des Lappens unter Vermeidung einer Stieldrehung (Abb. 3). Der Hebedefekt sollte primär oder früh-sekundär mit Spalthaut gedeckt werden. Der Nervus suralis ist anatomisch als Teil des Stiels vorgegeben.

Zu beachten ist, daß es bei langen Blutleerezeiten und gutem arteriellen Zufluß zu einem ausgeprägtem Ödem und anschließender Minderperfusion des Lappens kommen kann. Daher sollte die Operations- und Blutsperrezeit möglichst kurz gehalten werden. Trotzdem wird der Lap-

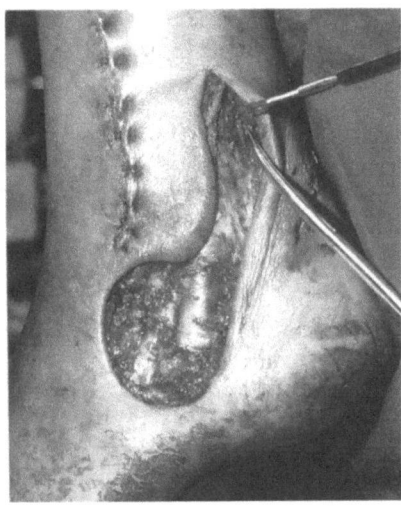

Abb. 2. Medialseitiger Hebedefekt (intraoperativ).

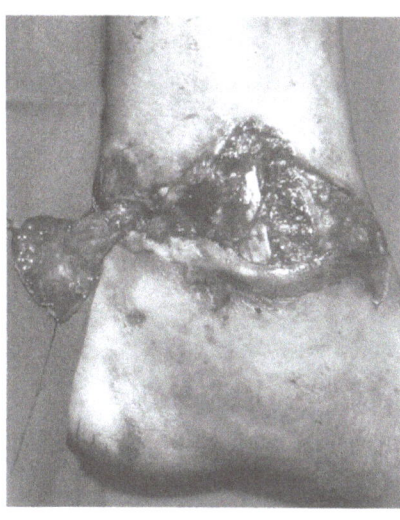

Abb. 3. Operationssitus nach Untertunnelung der Achillessehne und Durchziehen des langen, lateralen Kalkanear-Lappens (angezügelt).

pen auch in der langen Version als sicher beurteilt, u. a. weil die Arteria peronea als Ursprungsgefäß der Arteria calcanearis lateralis äußerst selten arteriosklerotische Veränderungen aufweist.

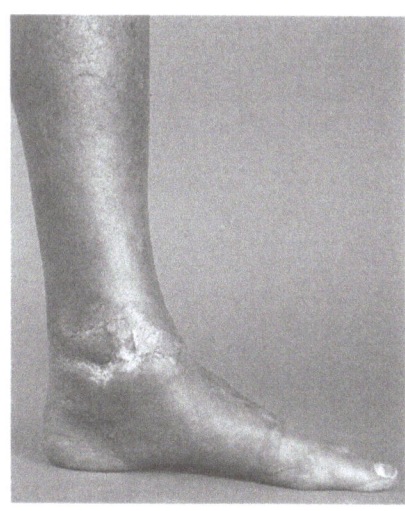

Abb. 4. Klinisches Ausheilungsergebnis.

Von den Patienten wird eine gewisse Umgewöhnungsphase benötigt, um die Lokalisation der sensiblen Wahrnehmung des lateral gehobenen Lappens mit dem neuen Ort, in diesem Fall medialseitig, richtig zu korrelieren (Abb. 4).

Die geringe Anzahl an publizierten Fällen einer lateralen Kalkanear-Lappentransplantation weist auf die begrenzte Anzahl an Indikationen, aber auch auf die technischen Schwierigkeiten hin. Bevor man aber den aufwendigen Weg der freien Lappentransplantation wählt, stellt diese Methode zur Defektdeckung im Bereich des Sprunggelenks und der Ferse eine wenig belastende, erfolgsversprechende Alternative dar, die bei einem Scheitern das erstgenannte Verfahren nicht beeinträchtigt.

Weiterführende Tips
→ Talusdestruktion, TCNC-Arthrodese.

Verfasser
C.H. Siebert

Literatur

Eren S (1991) Axiale Lappen am Fuß. In: Greulich M, Wangerin K, Gubisch W (Hrsg) Konturen der Plastischen Chirurgie. S. 177–186. H. Marseille-Verlag, München

Grabb WC, Argenta LC (1981) The lateral calcaneal artery skin flap. Plast Reconstr Surg 68:723–730

Siebert CH, Höfler HR, Hansis M (1995) Weichteildefektdeckung am Innenknöchel mittels lateralem Kalkanear-Lappen. Chir Praxis 50:81–86

Yania A et al. (1985) Reconstruction of a skin defect of the posterior heel by a lateral calcaneal flap. Plast Reconstr Surg 75:642–646

Instrumente, OP, Halterung

Ziel

Vermeiden des „Abstürzens" von Instrumenten bei Schnittoperationen.

Problem

Bei offenen operativen Eingriffen gilt normalerweise die Regel, die nicht mehr benötigten Instrumente der/dem assistierenden OP-Schwester/Pfleger sofort zurückzugeben. Aus der alltäglichen Praxis ist jedoch wohlbekannt, daß kurzfristig auf dem Oberkörper des Patienten abgelegtes Instrumentar aus Versehen abstürzt und durch sterile Instrumente ersetzt werden muß.

Lösung und Alternativen

Die altbekannte „Schürze" oder „Rutsche" aus einem zwischen dem Instrumentiertisch und dem Patienten ausgespannten Tuch kann nur dann ein ungewolltes Herunterfallen von Instrumenten vermeiden, wenn sie vom Operateur auch auf dieser Seite des Operationssitus abgelegt werden. Für das am Kopfende des Situs und damit außerhalb der Reichweite der/des OP-Schwester/Pflegers gelegene Areal bietet sich die Verwendung einer leichten, flexiblen Magnetplatte an (Magna-tronce®; Medicalis GmbH). Diese Platte ist gummiert und resterilisierbar, steht

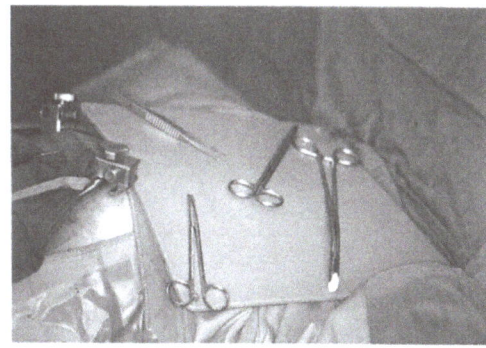

Abb. 1. Flexible, gummierte resterilisierbare Magnetplatte zur Vermeidung des „Abstürzens" von OP-Instrumentar bei Schnittoperationen.

in verschiedenen Größen zur Verfügung und kann wahlweise auf oder unter der Abdeckung des OP-Feldes plaziert werden. Sie wirkt durch magnetische Fixation einem akzidentellen Abstürzen von OP-Instrumenten entgegen (Abb. 1).

Weiterführende Tips
→ Tibiakopffraktur, arthroskopisch assistierte Versorgung.

Verfasser
H. Piechota, M. Waldner, S. Roth

Intrakutannaht, versenkte resorbierbare

Ziel

Durch die Verwendung von resorbierbarem Nahtmaterial kann v. a. Kindern das Erlebnis „Fadenentfernung" erspart werden. Um Reizzustände und kosmetisch unbefriedigende Aufwerfungen am Wundpol zu verhindern, müssen die Knoten möglichst versenkt werden.

Problem

Nach dem Knoten einer Intrakutannaht kann das Fadenende Hautreizungen verursachen und die Entstehung von Infektionen begünstigen. Zusätzlich können über dem Knoten Hautverdickungen und Fadengranulome entstehen. Versucht man das Problem durch ein möglichst kurzes Abschneiden der Fadenenden zu umgehen, besteht die Gefahr, daß der Knoten sich wieder löst. Die Versenkungstechnik stellt einen Lösungsvorschlag für dieses Problem dar.

Lösung und Alternativen

Generell sollten möglichst dünne (4/0er bis 6/0er), farblose Fäden zur Anwendung kommen. Im Rahmen des intrakutanen Hautverschlusses wird ein Durchzugsfaden mit der Schlinge in Richtung Wundpol eingelegt (Abb. 1). Die Naht wird über diesen Faden vervollständigt. Nach

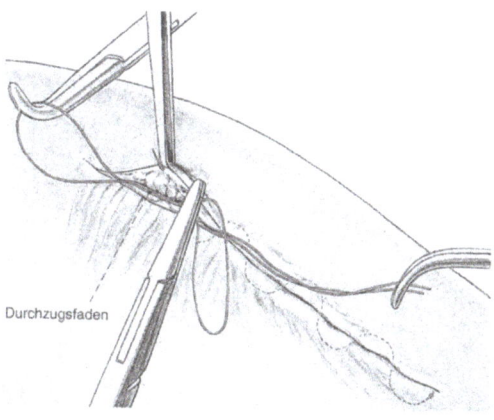

Durchzugsfaden

Abb. 1. Einlage des Durchzugsfadens vor Vervollständigung der Intrakutannaht.

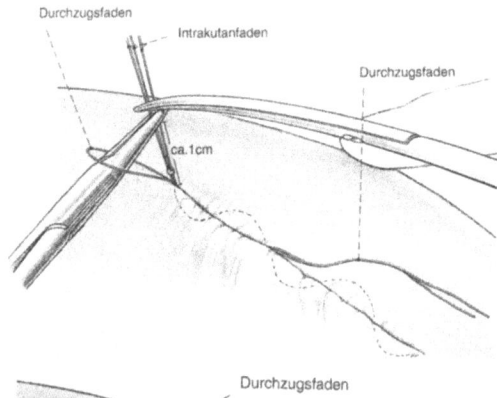

Abb. 2. Das lang gelassene Fadenende wird nach Setzen des Knotens durch die Schlinge des Durchzugsfadens gelegt.

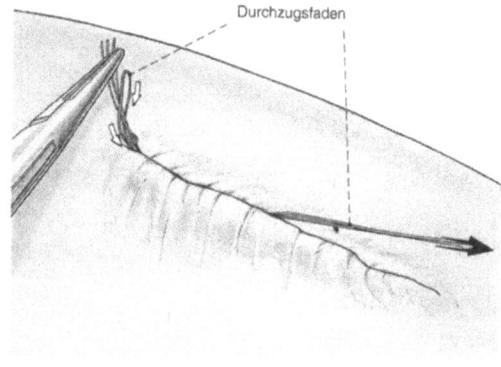

Abb. 3. Durch Zurückziehen der Schlingen wird der Knoten samt Fadenende in die Tiefe gezogen.

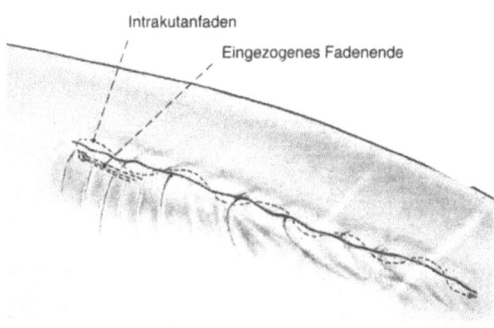

Abb. 4. Endzustand mit versenktem Fadenende.

dem Knoten wird das freie Fadenende auf ca. 1 cm Länge gekürzt
(Abb. 2). Das Ende wird durch die Schlinge des Durchzugsfaden gezogen (Abb. 3). Durch das retrograde Zurückziehen des Durchzugsfadens
wird das Ende der Intrakutannaht in der Wunde versenkt (Abb. 4).
Falls ein nicht-resorbierbarer Faden bevorzugt wird, kann dieser fern
des Wundwinkels ausgeleitet und mit einem Pflasterstreifen (z. B. Steri-
Strip) fixiert werden. So kann man auf den Knoten gänzlich verzichten.

Verfasser

C.H. Siebert

Literatur

Tepe H, Bernard M, Hertel P (1992) Die resorbierbare Intrakutannaht. Operat
Orthop Traumatol 4:283 – 285

Inzisionsfolie, Anwendung

Ziel

Verhinderung des Ablösens von Inzisionsfolie.

Problem

Inzisionsfolien finden eine weit verbreitete Anwendung in der Unfallchirurgie, wenngleich ihr Nutzen kontrovers diskutiert wird. Trotz regelrechter Anwendung durch Aufbringen auf eine trockene und fettarme Hautfläche kommt es vor, daß sich die Folie ablöst und vom Schnittrand der Hautinzision zurückzieht. Dies ist aus hygienischer Sicht auf jeden Fall sehr ungünstig. Das Ablösen kommt dadurch zustande, daß die Folie auf der Haut oft mit Zug und Spannung aufgebracht wird und so gegenüber der Haut unter einer inneren Flächenspannung steht. Die Kraftvektoren dieser Spannung zeigen von jedem Punkt gleichmäßig in alle Richtungen. Durch den Hautschnitt entfällt nun die dem Schnittrand zugewandte Spannkraft, die Spannung in Gegenrichtung überwiegt und zieht, wenn sie stärker als die Klebekraft wird, die Folie vom Schnittrand weg.

Lösung und Alternativen

Die Inzisionsfolie sollte daher ohne Spannung aufgebracht werden. Sie wird hierzu knapp über dem Hautniveau locker und ohne Vorspannung ausgebreitet gehalten, vom Zentrum der beabsichtigten Inzision beginnend in die Peripherie aufgedrückt und faltenlos ausgestrichen (Abb. 1). Dies verhindert wirkungsvoll, daß sich die Folie am Schnittrand ablöst und zurückzieht. Die Haut bleibt während der ganzen Zeit des Eingriffs ständig bedeckt.

Weiterführende Tips

→ Paraderm.

Verfasser

B.C. Heinz

Literatur

Höntzsch D (1990) Sich ablösende Inzisionsfolie. Akt Traumatol 20:322-323
Höntzsch D (1991) Spannungsfreies Auftragen von Inzisionsfolien. OP-Journal 3:83-84

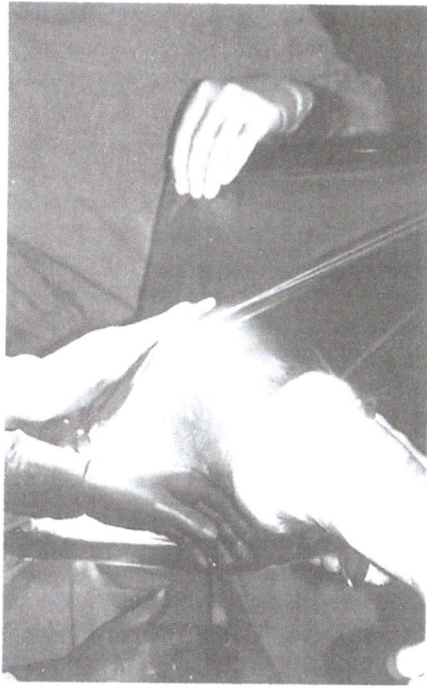

Abb. 1. Indem die Folie vor dem Aufbringen auf die Haut nicht gespannt wird, sondern ohne Vorspannung locker aufgelegt und vom Zentrum beginnend nach außen faltenlos ausgestrichen wird, läßt sich das Ablösen und Zurückziehen vom Schnittrand verhindern.

Kahnbeinfraktur, NITINOL-Klammer

Ziel

Kompressionsosteosynthese bei der Versorgung von Scaphoidfrakturen mit Hilfe von NITINOL®-Klammern.

Problem

Das Einbringen von Schrauben bei der operativen Stabilisierung von Kahnbeinfrakturen ist technisch aufwendig und erfordert ein Spezialinstrumentarium. Um die Schraube zu „schießen", muß der betroffene Handwurzelknochen freigelegt und aus dem Verbund gehebelt werden. Bei Auftreten einer Knochenresorption im Bereich der Frakturflächen kann die Schraube im Verlauf ihre komprimierende Wirkung verlieren und sogar sperren.

Lösung und Alternativen

Bei der Versorgung von Scaphoidfrakturen des mittleren Drittels kann durch den Einsatz von NITINOL-Klammern dauerhaft ein Druck auf den Frakturflächen aufrechterhalten werden. Somit kann diese Kompressionsosteosynthese bei geringem präparativem Aufwand eine sicherere Frakturheilung gewährleisten.

NITINOL® (Bio Research Innovation) ist eine Legierung mit guter Biokompatibilität, bestehend aus Nickel (55 %) und Titan (45 %). Die Metalloberfläche ist mit dem gut verträglichen TiO_2 bedeckt. Die Verformbarkeit des Werkstoffes ist größer als die des Knochen. Es besteht eine Wärmeverformbarkeit, die man sich im Rahmen der Osteosynthese zunutze machen kann, v. a. da die Legierung im tiefgefrorenen Zustand weich und formbar ist. Die Klammern müssen steril in einem Tiefkühlschrank aufbewahrt werden und dürfen nur kurz vor dem Einsetzen angereicht werden. Die Werkstoff bleibt dann ca. 2 Minuten im gewünschten, verformbaren Zustand. Durch den Einsatz eines sterilen Kältesprays kann diese Zeitspanne verlängert oder sogar ein weiterer Implantationsversuch gestartet werden.

Nach Freilegung der Knochenoberfläche über den üblichen Zugang erfolgt die Frakturreposition oder Revision der Pseudarthrose mit Knochenanlagerung. Die Löcher für die Arme der Klammer werden mit Hilfe

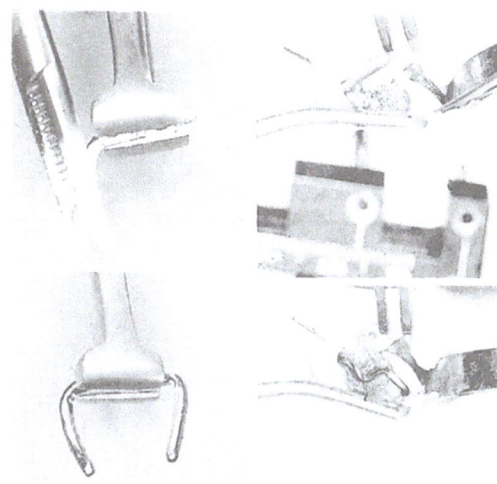

Abb. 1. NITINOL-Klammer im Einsatz. Die tiefgekühlte Klammer wird mit einer Spezialzange gehalten und die Arme mit einer Klemme aufgebogen (links oben). Nach dem Erwärmen kehrt die Klammer in ihre ursprüngliche Form zurück (links unten). Mit einer Bohrlehre werden die Löcher in die Knochenteile im Abstand von 16 mm vorgelegt. Intraoperativ werden sie mit K-Drähten im Sinne einer Markierung besetzt (rechts oben). Einsetzen der Klammer, ggf. auch nach Spaneinlage (rechts unten).

einer Bohrlehre plaziert. Tiefgekühlt können diese Arme dann geradegebogen und in die vorbereiteten Löcher in dem jeweiligen Knochenfragment eingepaßt werden (Abb. 1). Im Rahmen der Erwärmung zieht sich die Klammer wieder zusammen und die Knochenteile werden dauerhaft aneinander gepreßt. Die komprimierende Kraft wird bei einem 1,5 mm Drahtdurchmesser und Körpertemperatur mit 3 kg/mm^2 angegeben. Solange die Verankerung im Kahnbein verhindert, daß die Klammer in ihre ursprüngliche Form zurückkehrt, wird dieser Kompressionsdruck aufrechterhalten. Bei Fehlpositionierung im erwärmten Zustand muß die Klammer im Steg durchtrennt und entfernt werden. Sollte eine Restinstabilität in der Frakturzone verbleiben, kann dieses Verfahren durch einen Kirschner-Draht im Sinne einer inneren Führung augmentiert werden. Die Wirkung dieser Klammer kann mit der eines Minifixateur interne mit Kompression verglichen werden (Abb. 2).

Die ersten Ergebnisse bezüglich des Einsatzes dieses Werkstoffes in der Traumatologie sind vielversprechend. Anzumerken bleibt, daß die

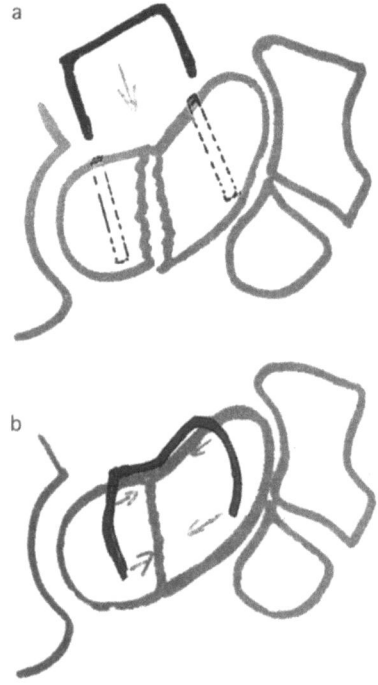

Abb. 2. a Skizze der NITINOL-Klammer am Kahnbein. **b** Kompressionsosteosynthese i. S. eines Minifixateur interne nach Erwärmung.

Autoren eine bekannte Nickelallergie als Kontraindikation für den Einsatz von NITINOL gewertet haben.

Je nach Frakturtyp stellen die konservative Therapie, aber auch der Einsatz von Schrauben und/oder K-Drähten therapeutische Alternativen dar. Die Klammer kann, da sie von der Oberfläche aus eingebracht wird, schonender und schneller implantiert werden, während die eigentliche Frakturfläche nicht mit einem Fremdkörper besetzt und beeinträchtigt wird.

Weiterführende Tips
→ Scaphoidverletzung, radiologische Darstellung.

Verfasser
C.H. Siebert

Literatur
Winkel R, Marcus O, Schlageter M, Becker M (1999) NITINOL-Klammern zur Kompressionsosteosynthese des Kahnbeins. Trauma Berufskrankh 1:182–186

Kalkaneusfraktur, Fixateur externe

Ziel

Der Fixateur externe als Repositionshilfe bei der Kalkaneusosteosynthese.

Problem

Ziel der operativen Behandlung der Kalkaneusfraktur ist, wie bei allen Gelenkfrakturen, die stufenlose und kongruente Wiederherstellung der Gelenkflächen. Die Schwierigkeit bei der exakten Reposition liegt in der Tatsache, daß das Fersenbein 4 Gelenkflächen aufweist, die partiell oder komplett, einzeln oder insgesamt frakturiert oder subluxiert sein können. Die operative Therapie muß folgende Bedingungen erfüllen: Die Aufrichtung des Tubergelenkwinkels, die Verschmälerung der verbreiterten Ferse, die Ausrichtung der Fersenbeinachse durch Beseitigung der Verkürzung sowie die Wiederherstellung der talokalkanealen Gelenkfläche. Hierbei ist es oftmals schwierig, ausschließlich mit der direkten Repositionstechnik eine insgesamt gute Wiederherstellung zu erreichen.

K

Lösung und Alternativen

Der Fixateur externe kann als intraoperativer Distraktor verwendet werden. Hierzu reicht es oftmals aus, den Fixateur von medial zwischen dem hinteren großen Fragment des Tuber calcanei und dem Schaft des Os metatarsale I zu montieren (Abb. 1). Die Schanzschrauben werden senkrecht eingebracht und mittels Kohlefaserstangen verbunden. Die Sagittalachse und die Verkürzung des Fersenbeines werden so durch Distraktion unter Ausnutzung der Ligamentotaxis wiederhergestellt. Vielfach kommt es hierunter auch bereits zur Wiederherstellung des Tubergelenkwinkels. Ansonsten kann der Distraktor auch in der Frontalebene von der distalen Tibia zur vorhandenen Schanzschraube ergänzt werden. Der laterale Zugang bleibt so für die Osteosynthese frei, die in üblicher Weise durch Modellierung an die Talusunterfläche, Spongiosaunterfütterung und Plattenosteosynthese ausgeführt wird.

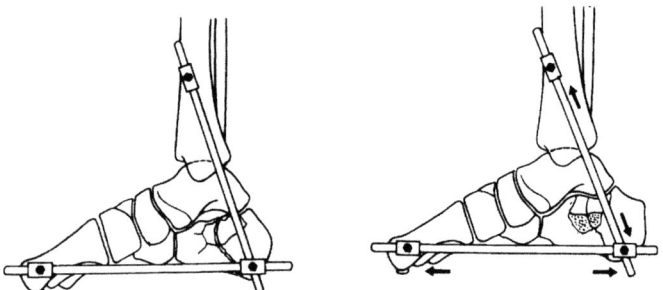

Abb. 1. a Intraoperative passagere Montage des 3-Punkte-Fixateurs: senkrecht auf hinteres Tuberfragment und Metatarsale I sowie distale Tibia und hinteres Tuberfragment. Kalkaneusfraktur in Verkürzung. Tubergelenkwinkel aufgehoben. **b** Nach entsprechend dosierter Distraktion werden die korrekte Fersenbeinlänge und der Tubergelenkwinkel wiederhergestellt. Der bestehende Defekt wird mit Spongiosa aufgefüllt.

Weiterführende Tips

→ Knochenersatzstoff, (β-Tricalciumphosphat), → Fersenbeinfraktur, Low-contact-Calcaneus-Platte.

Verfasser

B.C. Heinz

Literatur

Kuner EH, Bonnaire F, Hierholzer B (1995) Zur Klassifikation und Osteosynthesetechnik der Kalkaneusfrakturen. Unfallchirurg 98:320–327

Kälteanwendung

Ziel

Die richtige Anwendung von Kälte durch mäßige Temperatur, flächige Übertragung und ihr kurzzeitiger Einsatz führt zu guter Wirksamkeit und vermeidet Komplikationen.

Problem

Die Anwendung von Kälte bzw. Eis hat in der Behandlung postoperativer oder posttraumatischer Schmerz- und Schwellungszustände ihren festen Platz. In der Regel wird sie vom Patienten selbst durchgeführt, meist kommen Eiswürfel zum Einsatz. Diese haben mit ca. −20 °C jedoch eine zu tiefe Temperatur und eine punktförmige Kontaktfläche zur Haut. Außerdem erfolgt die Eisbehandlung meist zu lang. Nicht sachgemäße Anwendung führt häufig zu schlechter Wirksamkeit und gelegentlich zu ernsten Komplikationen mit Kälteschäden der Haut bis hin zu höhergradigen Erfrierungen.

Lösung und Alternativen

K

Auflagen in einem Temperaturbereich von 0 bis +8 °C sind für die Wirksamkeit ausreichend, außerdem wird die Kälte physiologischer übertragen. Hierzu werden wenige Eiswürfel mit Wasser in eine Tüte gegeben, oder die Tüte wird nur mit Wasser gefüllt und im Kühlschrank, nicht im Tiefkühlfach, auf die entsprechende Temperatur ge-

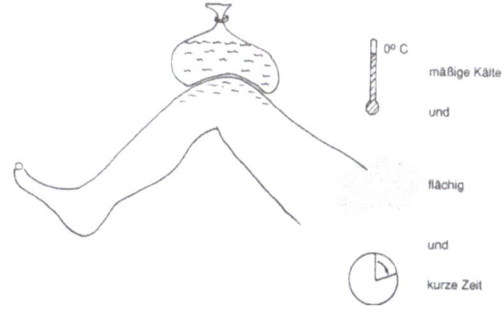

Abb. 1. Richtige Kälteanwendung: Durch die Verwendung von kaltem Wasser oder einem Gemisch von Wasser mit wenigen Eiswürfeln wird eine mäßige Kälte flächig übertragen. Die Anwendung sollte zudem nur kurzzeitig erfolgen.

bracht. Durch die Wasserfüllung wird die Kälte zudem flächig übertragen. Die Anwendung sollte wiederkehrend für nur kurze Zeit erfolgen. Der Patient muß für die Selbstbehandlung genau instruiert werden (Abb. 1).

Verfasser

B.C. Heinz

Literatur

Höntzsch D, Weller S (1991) Die richtige Form der „Kälteanwendung" durch den Patienten selbst (sogenannte „Eisanwendung"). Akt Traumatol 21:223–224

Katheter, Entfernung, nicht entblockbar

Ziel

Entfernung von nicht entblockbaren Ballonkathetern.

Problem

Mit zunehmender Liegezeit und/oder bei Verwendung ungeeigneter Flüssigkeiten zum Blocken des Katheterballons (kristalloide Lösungen (NaCl) statt Aqua dest. bzw. 8%iger Glycerinlösung) steigt das Risiko, daß sich der Ballon auf normalem Wege nicht mehr entblocken läßt.

Lösung und Alternativen

Torsion

Durch Aspiration bei leichtem Zug am Katheterende mit alternierender Rechts-links-Drehung können möglicherweise vorhandene Verklebungen und Wulstbildungen im Blockkanal gelöst werden (Abb. 1).

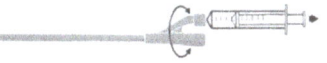

Abb. 1. Entblockung des Ballonblocks durch Torsion des Katheters.

K

Verkürzung der Störstrecke

Hierbei wird das körperferne Trichterende des Katheters abgeschnitten, welches durch die ständige Zug- und Knickbelastung am störanfälligsten ist. Wichtig ist ein Sicherheitsabstand von mindestens 5 cm, so daß der körpernahe Katheteranteil nicht akzidentell in den Meatus urethrae dislozieren kann (Abb. 2).

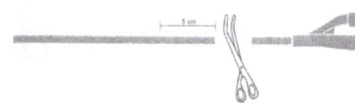

Abb. 2. Verkürzung der Störstrecke des Blockkanals.

Transluminale Sondierung und Perforation

Die Sondierung mit kleinkalibrigen Drähten, wie Mandrins von Ureter-, zentralen Venen- oder Angiographiekathetern, kann zum Lösen von

Verklebungen oder Verkrustungen im Blockkanal beitragen. Führt dies nicht zum Erfolg, kann mit dem vorgeschobenen Draht eine Perforation des Ballons in der Blase versucht werden (Abb. 3). Anschließend muß der Ballon unbedingt auf Vollständigkeit überprüft werden, da in der Blase verbleibende Ballonfragmente zu Infektion und Steinbildung führen.

Abb. 3. Transluminale Sondierung des Blockkanals und Perforation des Ballons mit einem dünnen Metallmandrin.

Perkutane Punktion

Diese sollte nicht blind, sondern unter radiologischer (Durchleuchtung, Zystogramm) bzw. vorzugsweise sonographischer Kontrolle erfolgen. Bei der Punktion muß der Ballon durch leichten Zug am Katheterende im Blasenhals fixiert werden. Als Punktionsnadeln können möglichst kleinkalibrige Nephrostomie-, Biopsie- und Lumbalpunktionsnadeln oder die Kanüle eines langen Venenverweilkatheters verwendet werden (Abb. 4). Auch hier muß der Ballon anschließend auf Vollständigkeit überprüft werden.

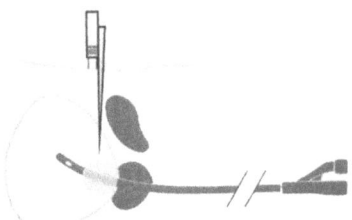

Abb. 4. Perkutane, sonographisch gesteuerte Punktion des Ballons.

Harpunentechnik

Bei dieser Technik wird das abgeschnittene, körperferne Katheterende durch eine Ligatur mit langem Faden gesichert, über den der mit Gleitmittel gefüllte Schaft eines Zystoskops aufgefädelt und bis zum Katheterballon vorgeführt wird. Anschließend wird zwischen Schaft und Katheter ein Mandrin zur Ballonperforation vorgeschoben (Abb. 5). Als Mandrins können wiederum die Führungsdrähte von Ureter-, zentralen Venen- oder Angiographiekathetern verwendet werden. Anschließend Überprüfung des Ballons auf Vollständigkeit.

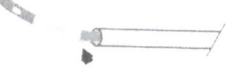

Abb. 5. Harpunen-Technik zur Punktion des Ballons
durch Vorschieben eines langen Metallmandrins
zwischen Katheter und Zystoskopschaft.

Transrektale oder transvaginale Punktion

Mit einer möglichst dünnen, flexiblen Biopsienadel kann der durch
leichten Zug in den Blasenhals gezogene Ballon punktiert werden.
Die anschließende Überprüfung des Ballons auf Vollständigkeit ist
hier wie bei allen Punktions- und Rupturverfahren obligatorisch. Da
der Ballon dabei palpatorisch zu lokalisieren ist, kann auf eine sono-
graphische Kontrolle in der Regel verzichtet werden (Abb. 6). Das Infek-
tions- und Blutungsrisiko ist im Vergleich zu anderen Verfahren erhöht.

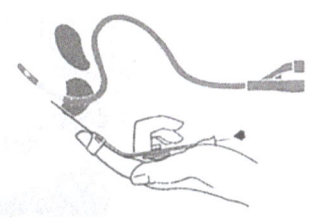 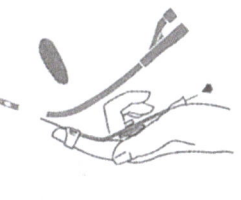

K

Abb. 6. Transrektale oder transvaginale Punktion des Ballons unter digitaler Führung.

Überdehnungsruptur (potentiell gefährlich!)

Eine Überdehnungsruptur kann mit isotonischer Kochsalzlösung versucht werden (Abb. 7). Je nach Kathetertyp sind jedoch Volumina zwischen 70 bis 200 ml erforderlich. Sowohl bei Patienten mit einem
Nephrostomiekatheter als auch einer Schrumpfblase besteht damit
das Risiko einer iatrogenen Ruptur des Hohlsystems.

Abb. 7. Überdehnungsruptur des
Ballons.

Chemisch induzierte Ruptur (potentiell gefährlich!)

Hierbei werden 10 ml Paraffinöl über den Blockkanal injiziert. Diese Maßnahme ist ggf. nach 5 bis 10 Minuten mit 5 bis 10 ml Paraffinöl zu wiederholen. Zum Schutz des Urothels im Falle der Ruptur wird die Blase zuvor mit 100 bis 200 ml Kochsalzlösung aufgefüllt. Nach Entfernung des Katheters ist die Blase zystoskopisch auf Material- und Ölreste zu inspizieren, um einer Steinbildung vorzubeugen.

CAVE: Durch den niedrigen Siedepunkt von Äther bei 34,5 °C ergibt sich nach der Instillation von 2 bis 5 ml Äther in Sekundenschnelle eine Volumenzunahme von 0,4 bis zu 1 l. Es besteht somit die Gefahr einer Blasenruptur, insbesondere bei Kindern. Die Verwendung von Äther zur gezielten, chemisch induzierten Ruptur des Ballons eines nicht entblockbaren Dauerkatheters ist daher heute als obsolet zu bezeichnen (Abb. 8).

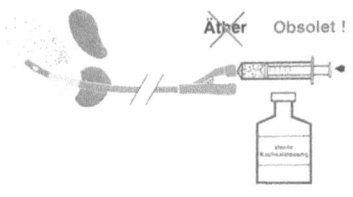

Äther   Obsolet !

Abb. 8. Chemisch induzierte Ballonruptur.

Verfasser

H. Piechota, M. Waldner, St. Roth

Literatur

Roth S, Hertle L (1993) Maßnahmen bei nicht entblockbarem Dauerkatheter. Deutsches Ärzteblatt 90:1119–1121

Spaedy M, Ugarte R, Gleich P (1991) New solution to undeflatable foley balloon. Urology 37 (Suppl. Urotech):20–21

Davies BW, Thomas DG (1994) Management of non-deflating foley-catheters in women – a new technique. British Journal of Urology 74:117

O'Flynn KJ, Thomas DG, Hardy A (1992) Harpoon device for removal of obstructed balloon catheters. British Journal of Urology 69:217

Saxena A, Khanna S, Vohra BK (1992) Endoscopic management of the undeflatable foley catheter balloon. British Journal of Urology 69:217–218

Klavikulafraktur, modifizierter Rucksackverband

Ziel

Verbesserung der Reposition und Stabilisierung der Klavikulafraktur durch einen modifizierten Rucksackverband bei gleichzeitiger Erhöhung des Tragekomforts.

Problem

Von den ca. 25.000 Schlüsselbeinbrüchen, die pro Jahr in Deutschland auftreten, können die meisten konservativ therapiert werden. Als Mittel der Wahl gilt weiterhin der Rucksackverband, der als Fertigverband auf dem Markt frei erhältlich ist. Leider wandert der Fixationspunkt aufgrund der Armbewegung, v. a. auf der gesunden Seite, frühzeitig, so daß die Stabilität und Schmerzlinderung schnell verloren geht.

Lösung und Alternativen

Die handelsüblichen Fertigverbände stellen den therapeutischen Standard dar. Sie verfügen über einen Plastikring, der eine stufenlose Fixation der zu spannenden Zügel ermöglicht. Die Schultern können so effektiv zurückgenommen werden. So wird die Frakturzone fixiert, wobei es zu einer Annäherung der Frakturenden kommt und eine Schmerzlinderung erreicht wird. Durch die Erweiterung dieser „Klavikulabandagen" um zwei zusätzliche dorsale Gummizügel, die bauchseitig mit einem Klettverband fixiert werden, gewinnt das Konstrukt an Stabilität (Abb. 1). Die deutlichere Entfaltung des Schultergürtels führt zu einer besseren Reposition bei freierer Beweglichkeit der Arme. Die Dislokationsrate des Rucksackverbandes kann so wesentlich reduziert werden. Dieser modifizierte Rucksackverband ist über die Firma Feierabend erhältlich.

Der Verband kann kostengünstiger auch aus einem mit Watte gefüllten Schlauchverband hergestellt werden. Dieser dehnt aber ständig nach und muß entsprechend nachgespannt werden. Dies kann wiederum zu Scheuerstellen und Kompressionserscheinungen im Bereich der Axilla führen.

K

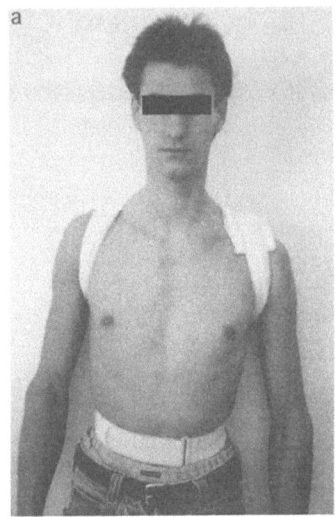 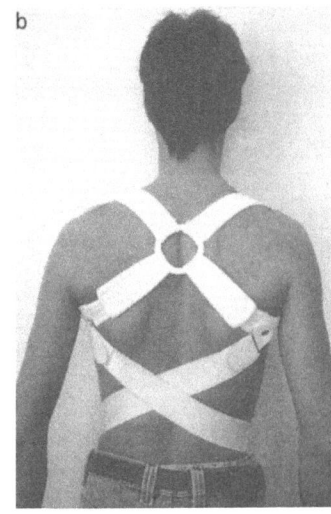

Abb. 1. Patient, der den korrekt angelegten modifizierten Rucksackverband trägt.
a Vorderansicht. **b** Rückseitige Ansicht.

Weiterführende Tips

→ Klavikulafraktur, Naht-technische Versorgung;
→ Klavikula-Pseudarthrose, intramedulläre Stabilisierung.

Verfasser

C.H. Siebert

Literatur

Bär HW (1992) Wie muß der Rucksackverband richtig sitzen? Sportverletz Sport-schaden 6:182–183

Klavikulafraktur, Naht-technische Versorgung

Ziel

Modifikation der klassischen operativen Versorgung von Schlüsselbeinfrakturen; durch den Einsatz von Nahtmaterial als „Implantat"
kann eine minimal-invasive Stabilisierung ohne den sonst erforderlichen Zweiteingriff erfolgen.

Problem

Für die Versorgung von Schlüsselbeinfrakturen gibt es eine Reihe
von Vorschlägen, wobei die Mehrzahl dieser Verletzungen einer
konservativen Therapie zugänglich sind. Die klassische operative
Versorgung, sei es mit einer Plattenosteosynthese oder einer intramedullären Stabilisierung, erfordert einen Zweiteingriff zur Materialentfernung. Die Versorgung mit resorbierbaren Implantaten steckt
u. a. aufgrund der z. T. erheblichen Fremdkörperreaktionen noch in
den Kinderschuhen. Somit wäre es vorstellbar, daß sich ein Operateur mit gewöhnlichem und billigerem Nahtmaterial als „Implantat"
bei entsprechenden Frakturtypen eher anfreunden kann.

K

Lösung und Alternativen

Die Versorgung wird anhand einer Fallbeschreibung einer Neer Typ II-
Fraktur des lateralen Schlüsselbeins (Instabilität, keine Bandverbin-
dung zwischen medialem Fragment und Coracoid) dargestellt. Nach
Abschluß der Primärdiagnostik (Abb. 1) und Entschluß zu einem ope-

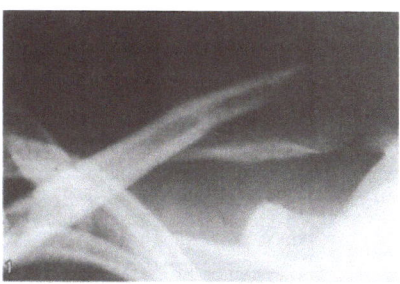

Abb. 1. Röntgenbild einer distalen Klavikulafraktur mit schrägem
Frakturverlauf.

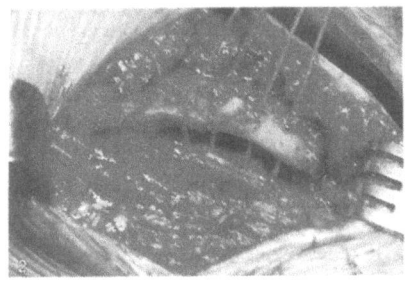

Abb. 2. Intraoperativer Situs mit vorgelegten transossären Nähten.

rativen Vorgehen wird der Patient halbsitzend („Beach chair position")
gelagert. Über den üblichen Zugang wird die Frakturzone dargestellt
und von eventuell interponierenden Weichteilen befreit. Es folgt die
Reposition der Fraktur und die Anlage einer Repositionszange. Nun
können die Bohrlöcher entsprechend des Frakturverlaufs so angelegt
werden, daß ein transossärer Verlauf durch beide Fragmente gewährleistet wird (Abb. 2). Der von den Erstautoren verwendete 3,2 mm Bohrer erscheint dabei ein wenig zu groß. Kräftige, nicht-resorbierbare Fäden werden durch die Bohrkanäle vorgelegt und dann in reponierter
Stellung verknotet. Der Einsatz von anderen Nahtmaterialien erscheint
aber ebenfalls möglich. Der Weichteilmantel inklusive Faszienspiegel
wird über der Frakturzone rekonstruiert.

Die Ruhigstellung erfolgt für 4 Wochen, z. B. im Gilchrist-Verband, wo-
nach passive Bewegungsübungen zugelassen werden. Die Freigabe zu
u. a. auch sportlichen Aktivitäten kann gemäß Röntgenverlaufsdoku-
mentation nach 10–12 Wochen erfolgen.

Vorteilhaft ist, daß die Versorgung über einen kleinen Zugang ohne
wesentliche Denudierung des Knochens erfolgen kann. Die dafür län-
gere Ruhigstellungszeit muß als Folge des geringeren Vertrauens in das
„Implantat" verstanden werden, so daß diese Stabilisierung nur für jün-
gere Patienten in Frage kommt, wo das Risiko einer Schultersteife entsprechend geringer ausfällt. Eine Materialentfernung ist dafür aber
nicht erforderlich. Es handelt sich hierbei um einen interessanten An-
stoß in Richtung minimal-invasiver, biologischer Versorgung von geeigneten Schlüsselbeinbrüchen.

Weiterführende Tips

→ Klavikula-Pseudarthrose, intramedulläre Stabilisierung;

→ Klavikulafraktur, modifizierter Rucksackverband;

→ Zuggurtung, resorbierbare.

Verfasser

C.H. Siebert

Literatur

López JM, Torrens C, León V, Marín M (1999) Unusual fracture of the distal third of the clavicle in a hockey player: Case report and a new approach to treatment. Knee Surg Sports Traumatol Arthrosc 7:132–134

Klavikula-Pseudarthrose, intramedulläre Stabilisierung

Ziel

Die intramedulläre Stabilisierung nach Pseudarthrosen-Revision kombiniert eine geringere Denudierung des Knochens mit kleineren operativen Zugängen ohne Implantate, die unter der Haut auftragen.

Problem

Die Behandlung der Klavikulafraktur gelingt in den meisten Fällen konservativ im Rucksackverband. Die Behandlung der Pseudarthrose in „klassischer" Form mit Plattenosteosynthese erfordert aufgrund der Hebelkräfte ein relativ großes Implantat mit einer langstreckigen Denudierung des Knochens. Je nach Konstitution des Patienten kann das Implantat zum Teil erheblich auftragen. Aufgrund des „Stress shielding" kommt es zu einer Entkalkung der Klavikula unter der Platte und erhöhtem Refrakturrisiko bei der Materialentfernung.

Lösung und Alternativen

Bei anhaltend schmerzhaften Pseudarthrosen der Klavikula, aber auch bei frischen Frakturen mit drohender Weichteildurchspießung besteht weiterhin die Indikation für eine operative Versorgung. Die Stabilisierung erfolgt entweder mit einer Plattenosteosynthese oder über einen intramedullären Kraftträger, der zwischenzeitlich auch als resorbierbarer Stift angeboten wird. Die Plattenosteosynthese erfordert ein großes Implantat, eine großflächige Freilegung und trägt z. T. erheblich auf. Auch nach der Materialentfernung hinterläßt der an der Unterkante der Klavikula verlaufende Zugang nicht unerhebliche kosmetische Probleme. Mit einer intramedullären Versorgung reduzieren sich diese Probleme.

Der Patient wird halbsitzend in der sog. „beach chair" Position gelagert. Der betroffene Arm wird frei beweglich abgedeckt, wobei der Zugang zum Beckenkamm für die Spongiosaentnahme mitberücksichtigt wird. Im Gegensatz zum Zugang für die Plattenosteosynthese wird gemäß der Langer'schen Hautspaltlinien direkt auf die Pseudarthrose eingegangen (Abb. 1). Der Zugang weist lediglich eine Länge von 5–7 cm auf.

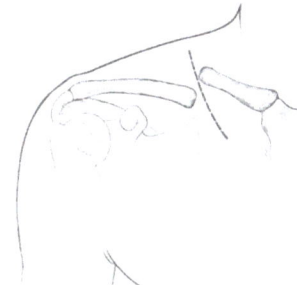

Abb. 1. Operativer Zugang direkt über der Pseudarthrose entlang der Hautspaltlinie.

Die Pseudarthrose wird revidiert und die Knochenenden werden für die Spongiosaanlagerung freigelegt und angefrischt. Der mediale Intramedullärraum wird per Hand aufgebohrt, ohne die Kortikalis zu perforieren, wobei dieses Unterfangen aufgrund der Krümmung des Knochens durchaus schwierig sein kann. Der laterale Anteil der Klavikula wird ebenfalls aufgebohrt, wobei die posteriore Kortikalis hinter dem AC-Gelenk bewußt perforiert wird (Abb. 2). Das gewählte Implantat (Steinmann, Prevot-Nagel, Kirschner-Draht, Hagie Pin etc.) wird von der Resektionsstelle der Pseudarthrose aus durch diesen Bohrkanal nach lateral über eine Stichinzision retrograd herausgetrieben. Nach Reposition der Klavikulafraktur wird im zweiten Schritt von posterolateral aus das Implantat in das mediale Fragment vorgeschoben (Abb. 3). Hierbei darf die Kortikalis der medialen Klavikula nicht perforiert werden.

Es folgt die muffenartige Anlage von autologer Spongiosa. Der im Originalartikel verwendete Hagie Pin erlaubt dem Operateur, durch das Einbringen einer lateralen Mutter zusätzlich Kompression auf die Pseudarthrose zu bringen (Abb. 4).

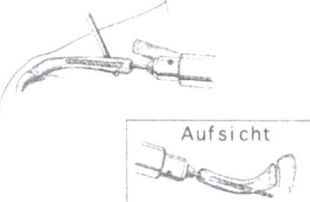

Abb. 2. Von der Pseudarthrose aus Aufbohren des Markraumes (oben), wobei die Kortikalis am posterolateralen Aspekt der Klavikula perforiert wird (unten).

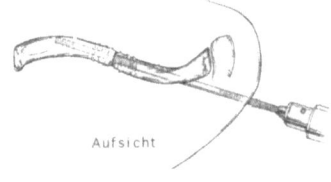

Aufsicht

Abb. 3. Von der Pseudarthrose aus wird ein Steinmann-Nagel oder wie in diesem Fall ein Hagie Pin nach lateral hinter dem Acromion herausgetrieben, um dann im nächsten Schritt die mediale Klavikula aufzufädeln.

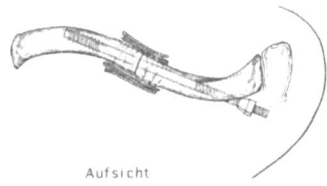

Aufsicht

Abb. 4. Muffenartige Spongiosaplastik nach Vervollständigung der Osteosynthese mittels Hagie Pin mit Mutter.

Postoperativ wird für 10 – 14 Tage (bis zur sicheren Wundheilung) ein Gilchrist-Verband empfohlen. Krankengymnastik und Bewegungen über die Horizontalebene hinaus sind erst nach radiologischem Nachweis einer beginnenden Knochenheilung gestattet. Nach Ausheilung des Schlüsselbeines kann die ME durch die laterale Stichinzision, ggf. in LA, erfolgen. Insgesamt ist das Vorgehen somit weniger belastend für den Patienten und das kosmetische Ergebnis zufriedenstellender.

Weiterführende Tips
→ Klavikulafraktur, modifizierter Rucksackverband;
→ Knochenersatzstoff, (β-Tricalciumphosphat).

Verfasser
C.H. Siebert

Literatur
Boehme DB, Curtis RJ, Dehaan JT, Kay SB, Young C, Rockwood CA (1991) Nonunion of fractures of the mid-shaft of the clavicle. J Bone Joint Surg 73-A:1219 – 1226

Knietotalendoprothese, periprothetische Femurfraktur

Ziel

Durch die dargestellte Operationstechnik für periprothetische Verletzungen im Bereich des distalen Femurs kann die Fraktur versorgt, die Knie-TEP erhalten und der Patient ggf. sogar funktionell nachbehandelt werden.

Problem

Periprothetische Frakturen des distalen Femurs sind zur Zeit noch selten. Bei dem zunehmenden Einsatz der Kniegelenkendoprothese dürfte diese Anzahl in Zukunft aber deutlich steigen. Die Verankerung von Osteosynthesematerial hinter dem Femurschild stellt aufgrund der lokalen Osteopenie bei diesen Frakturen das Hauptproblem dar. Wegen der schlechten Knochenqualität wird noch von verschiedenen Seiten eine konservative Frakturbehandlung empfohlen. In den Berichten über eine operative Versorgung findet man dagegen Empfehlungen für alle zur Zeit erhältlichen Stabilisierungsverfahren, vom Fixateur über die Kondylenplatte bis hin zur Nagelung. Es gilt, die Achsenverhältnisse wiederherzustellen und eine Frakturheilung zu gewährleisten, ohne dabei die einliegende Endoprothese zu gefährden. Bei ausgeprägtem Knochenverlust im Bereich der femoralen Komponente ist aber bei allen Verfahren die mangelnde Primärstabilität ein Hinderungsgrund.

Lösung und Alternativen

Bereits bei dem Einbau einer Knieendoprothese stellt der Operateur häufig schon eine mangelhafte Knochenqualität fest, sei es aufgrund des Alters (z. B. postmenopausale Osteoporose), der Grunderkrankung (z. B. rheumatoide Arthritis) oder längerfristiger Entlastung der betroffenen Extremität. Diese Ausgangssituation verschlechtert sich im Laufe der Jahre weiter, wegen der biomechanischen Entlastung oder „stressshielding" hinter dem Femurschild. An dieser Stelle muß aber bei der Versorgung einer entsprechenden periprothetischen Fraktur das Implantat distal verankert werden. Falls die Endoprothese selbst gelockert ist, kann dieses Problem im Rahmen eines TEP-Wechsels mit einer Tu-

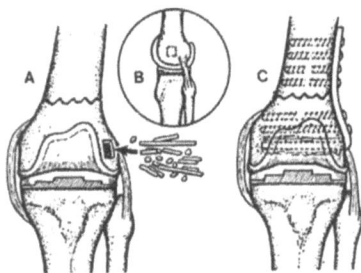

Abb. 1. Darstellung der schrittweisen Versorgung der periprothetischen Femurfraktur bei ausgeprägter Osteopenie hinter dem Femurschild. **A** Kortikales Fenster, **B** Auffüllung mit kortikospongiösen Spänen, **C** Osteosynthetische Versorgung.

morprothese oder einer Prothese mit einem langen, intramedullären, femoralen Anteil angegangen werden. Andernfalls kann die Verbesserung der „Substanz" des Kondylenmassives eine Alternative darstellen. Um eine autologe Auffüllung zu erreichen, muß eine große Menge an kortikospongiösen Spänen, z. B. aus dem hinteren Beckenkamm (s. Spongiosaentnahme, hinterer Beckenkamm) gewonnen werden. Knochenersatzstoffe (s. Knochenersatzstoff, β-Tricalciumphosphat) könnten zum „Verlängern" im Sinne eines „Composite-graft" eingesetzt werden. Bei geeigneten Fällen kann vor der eigentlichen Osteosynthese über ein Fenster im Bereich des lateralen Kondylenmassives der Knochen intern aufgefüllt werden (Abb. 1). Die Primärstabilität für beispielsweise die Klinge einer Kondylenplatte wäre somit verbessert.

Die Auffüllung kann selbstverständlich auch mit allogenem Knochen aus einer Knochenbank, aber auch im Sinne einer Verbundosteosynthese mit Knochenzement erfolgen. Die Nachbehandlung muß sich nach Qualität und Stabilität der Versorgung richten.

Weiterführende Tips
→ Knochenersatzstoff, (β-Tricalciumphosphat);
→ Spongiosaentnahme, hinterer Beckenkamm;
→ Winkelplatte, Plattensitzinstrument;
→ Prothesenrandfraktur, Marknagel.

Verfasser
C.H. Siebert

Literatur
Healy WL, Siliski JM, Incavo SJ (1993) Operative treatment of distal femoral fractures proximal to total knee replacement. J Bone Joint Surg 75-A:27–34

Knieverletzung, radiologische Darstellung

Ziel

Darstellung einer einfachen, für den Patienten schmerzfreien Erweiterung der radiologischen Primärdiagnostik im Bereich des Kniegelenkes durch Schrägaufnahmen. Verbesserte Erfassung des Tibiaplateaus und der Kniescheibe.

Problem

Bei der üblichen Röntgendiagnostik des Kniegelenkes kommt es häufig zur Überprojektion der Patella auf den distalen Femur. Der Ausschluß oder die genauere Abgrenzung einer Patellafraktur gestaltet sich dann für den behandelnden Arzt häufig schwieriger als erwartet. Aufgrund der Schmerzhaftigkeit dieser Verletzung gilt es, den Strahlengang und nicht die Position des Knies für eine bessere Darstellung zu verändern.

K

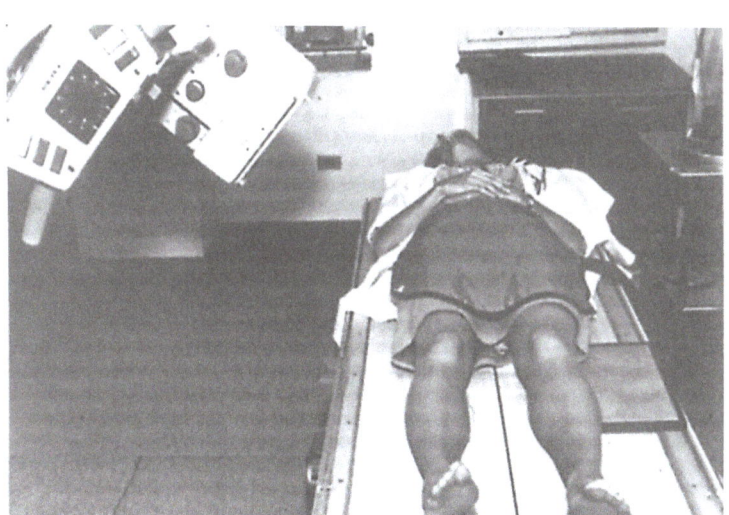

Abb. 1. Darstellung der Patientenpositionierung und Ausrichtung des Zentralstrahls für die laterale Schrägaufnahme.

Lösung und Alternativen

Nach Abschluß der üblichen Basisdiagnostik bleibt der Patient in Rük-kenlage auf dem Röntgentisch gelagert. Die Röntgenkassette wird lateral vom Knie auf dem Tisch plaziert und die Röntgenröhre wird von der entgegengesetzten Seite aus um 45° geneigt (Abb. 1). Der Zentralstrahl wird auf die Kniescheibe ausgerichtet (Abb. 2) und die Parameter entsprechend einer Übertisch-Technik (z. B. 70 KV, 10 mAs) eingestellt.

Nach Fertigstellung der ersten Schrägaufnahme wird, ohne das betroffene Knie zu bewegen, eine Kassette medial neben das Gelenk gelegt und das Vorgehen spiegelbildlich wiederholt. Es entstehen so 2 Schrägaufnahmen, auf denen eine vergrößerte und elongierte Patella zur Darstellung kommt. Das Tibiaplateau und die Kniescheibe, die auf der medialen Unfallschrägaufnahme frei projiziert werden, sind aufgrund der veränderten Betrachtungsebene z. T. besser beurteilbar. Die beiden

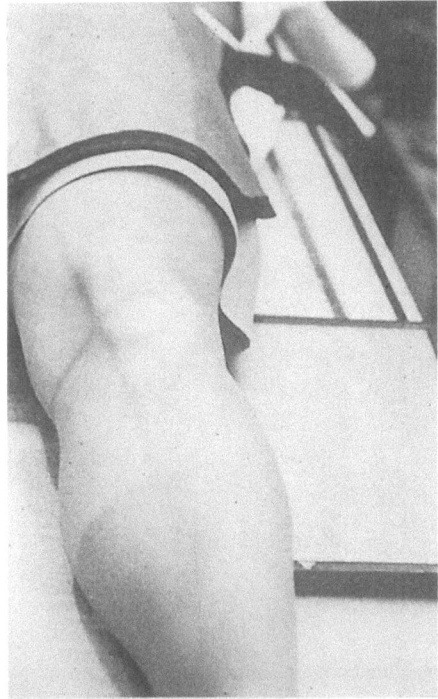

Abb. 2. Nahaufnahme des darzustellenden Kniegelenkes.

Schrägaufnahmen können hier wertvolle Zusatzinformationen liefern. Die radiologische Diagnostik kann auch um eine konventionelle Tomographie und Schnittbildverfahren wie CT oder NMR erweitert werden.

Weiterführende Tips

→ Scaphoidverletzung, radiologische Darstellung;
→ Patellaquerfraktur, externe Stabilisierung.

Verfasser

C.H. Siebert

Literatur

Daffner RH, Tabas JH (1987) Trauma oblique radiographs of the knee. J Bone Joint Surg 69-A:568–572

Knochenersatzstoff, β-Tricalciumphosphat

Ziel

Vorstellung einer synthetisch hergestellten, reinen Tricalciumphosphat-Keramik als Knochenersatzstoff. Einsparen einer weiteren Spongiosaentnahme, inklusive Blutverlust und OP – Zeit.

Problem

Wer hat beim Auffüllen eines spongiösen Defektes oder bei der Spongiosaanlagerung bei Frakturen oder Pseudarthrosen noch nicht das Gefühl gehabt, doch zu wenig Material zur Verfügung zu haben? Man hat dann die Wahl, falls ein weiterer Beckenkamm überhaupt abgedeckt ist, mehr autologe Spongiosa zu entnehmen oder im Sinne eines „Composite grafts" einen Knochenersatzstoff zur „Verlängerung" unterzumischen.

Lösung und Alternativen

Die Firma Aesculap hat unter dem Namen Biosorb® ein reines ß-Tricalciumphosphat (TCP)-Implantat in Deutschland auf den Markt gebracht. Der Knochenersatzstoff wird u. a. als Keil, Block oder Granulat angeboten. Aufgrund des Herstellungsverfahrens mit Sinterung bei 1000 °C geht von dieser Substanz, im Gegensatz zu anderen Produkten, kein Infektrisiko aus. Klinische Studien haben gezeigt, daß das Granulat nach 12 – 16 Wochen gemäß radiologischer Verlaufskontrollen vollständig resorbiert wird.

Dadurch steht dem Operateur eine einfache Möglichkeit zur Verfügung, seine Spongiosamenge zu vergrößern, ohne einen weiteren Eingriff mit all seinen Folgen in Kauf zu nehmen.

Hydroxyapatit-Keramiken (z. B. Endobon®, Merck) oder Zement (Norion® SRS®; Mathys) können ähnlich eingesetzt werden, wobei der Hydroxyapatit-Bestandteil zwar eingebaut, aber nicht resorbiert wird. Das Kollagen-Lyophilisat Colloss® (Ossacur) ist zwar ebenfalls vollresorbierbar und „osteoproduktiv", wird aber aus bovinem Knochen gewonnen und verfügt über keine Primärstabilität.

Weiterführende Tips

→ Spongiosaentnahme, hinterer Beckenkamm.

Verfasser

C.H. Siebert

Literatur

Siebert CH, Niedhart C, Weber M, Niethard FU (1999) Ist Tricalciumphosphat wirklich eine Alternative? Orthop Praxis 35:451-454

Kollagenvlies, antibiotikahaltiges

Ziel

Verwendung von antibiotikahaltigem Kollagenvlies in der Therapie der Osteitis.

Problem

Im Vordergrund der Behandlung der akuten und chronischen Osteomyelitis steht die chirurgische Sanierung durch ausgiebiges Débridement. Bei vorliegender Instabilität ist eine stabile Osteosynthese zwingend, gegebenenfalls unter Zuhilfenahme einer Knochentransplantation. Eine Radikalsanierung des Infektherdes ist durch die Transportosteotomie nach Ilizarov möglich geworden.

Neben der chirurgischen Therapie hat der Einsatz von antibiotikahaltigen Trägersubstanzen als Adjuvans seinen festen Stellenwert. Bewährt haben sich hier Gentamicin-PMMA-Kugelketten, deren lokale antibakterielle Wirksamkeit sich in jahrelanger klinischer Anwendung bestätigt hat. Ein wesentlicher Nachteil dieser PMMA-Kugelketten ist die notwendige Entfernung, die entweder einen weiteren Eingriff notwendig macht, oder, für den Patienten belastend, als kugelweises Ziehen beim täglichen Verbandswechsel durchgeführt wird. Weitere Nachteile sind der oft nicht gewünschte Raumbedarf und gelegentlich beobachtete Allergien gegen das Chrom und Nickel enthaltende Kettenmaterial.

Lösung und Alternativen

Als Alternative bietet sich der Einsatz von gentamicinhaltigem Kollagenvlies (Sulmycin-Implant®, Essex Pharma) an (Abb. 1). Dieses füllt auch kleine Resthöhlen aus, paßt sich an und vermeidet Toträume. Eine Entfernung ist nicht notwendig, da das Material resorbiert und durch Narbengewebe ersetzt wird. Die erreichten lokalen Antibiotikakonzentrationen sind zumindest für die ersten drei bis fünf postoperativen Tage ausreichend hoch. Gleichzeitig wird ein mögliches postoperatives Hämatom als Ausgangspunkt für eine neuerliche Exazerbation des Infektgeschehens verhindert.

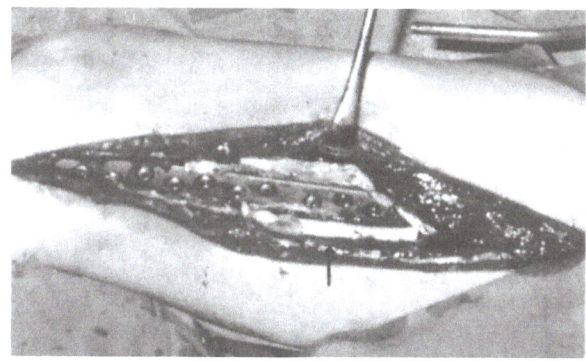

Abb. 1. Infizierte Plattenosteosynthese am Oberschenkelschaft: Nach Débridement und Sequesterektomie Einlage eines etwa 1 cm breiten Sulmycin-Implant-Streifens über und zwischen die gleichzeitig eingebrachte autologe Spongiosa.

Die Kollagenschwämmchen können entweder zwischen durchblutete Knochenoberfläche und Weichteile oder in das Weichteilgewebe eingelegt werden. Man kann sie auch in Streifenform einer autologen Spongiosaplastik beimischen. Redondrainagen sollten wegen der relativ raschen Auswaschung des Gentamicin-Anteils von Anfang an ohne Sog geführt werden.

Weiterführende Tips
→ Segmenttransport geschlossener, Zugseile;
→ Gelenkinfekt, arthroskopisches Vorgehen;
→ Gelenkempyem, Jet-Lavage.

Verfasser
B.C. Heinz

Literatur
Wernet E, Ekkernkamp A, Jellestad H, Muhr G (1992) Antibiotikahaltiges Kollagenvlies in der Osteitistherapie. Unfallchirurg 95:259 – 264

Kompartmentdruckmessung, mobile

Ziel

Messung des aktuellen Kompartmentdruckes mit Hilfe einer schnellen, mobilen Meßeinheit im Rahmen der Versorgung von Unfallverletzten, v. a. von polytraumatisierten Patienten.

Problem

Bei bewußtlosen und/oder intubierten Patienten mit Verletzungen, die zu einem Kompartment-Syndrom führen könnten, steht neben dem Palpationsbefund lediglich der Pulsstatus als Teil der klinischen Untersuchung zur Indikationsstellung für die Kompartmentspaltung zur Verfügung. Die älteren, aufwendigeren Meßmethoden benötigen Personal, Geräte und Zeit, woran es in der Akutversorgung häufig mangelt. Dennoch darf ein drohendes Kompartment-Syndrom in dieser kritischen Frühphase nicht übersehen werden.

Lösung und Alternativen

Das MCDM-I wurde in Zusammenarbeit mit dem Mammendorfer Institut für Physik und Medizin entwickelt und besteht aus piezoresistiven Mikrodruck-Sensoren (Abb. 1). Die handliche, mobile Einheit mit ihrer Online-Datenverarbeitung erlaubt eine schnelle, reproduzierbare Druckmessung im Schockraum, ohne die sonstigen Abläufe wesentlich zu behindern.

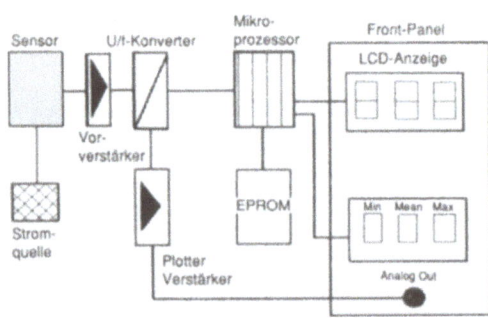

Abb. 1. Das Gerät mit seinem Blockschaltbild.

Das betroffene Kompartment wird steril mit einer braunen Viggo-Kanüle punktiert. Die Mikrotip-Sonde wird dann durch die Kanüle in das zu messende Kompartment vorgeschoben (Abb. 2). Die Lage kann ggf. mittels Sonographie kontrolliert werden.

Das Verfahren hat sich als geeignet und sicher herausgestellt und gestattet die wiederholte Messung auch in kurzen Zeiträumen, im Sinne einer kontinuierlichen Messung oder mehreren Einzelmessungen. Der Anschaffungspreis schlägt als nachteilig zu Buche. Der Batteriebetrieb läßt auch Freilanduntersuchungen (z. B. beim funktionellen Kompartment-Syndroms des Sportlers) zu.

Andere mobile Druckmeßgeräte sind inzwischen auf dem Markt erhältlich (KODIAG von Braun-Dexon; Intra-Compartmental Pressure Monitor System von Stryker).

Über ein ZVD-Besteck und eine große Kanüle kann der Kompartmentdruck auch in Form von Zentimeter Wassersäule bestimmt werden. Auch der Anschluß an einen arteriellen Druckmonitor der Anästhesie kann in dieser Form einen aussagekräftigen Wert ergeben. Beide Verfahren benötigen eine korrekte Eichung des Systems und eine frei durchgängige Leitung zwischen der Muskelloge und „Druckaufnehmer". Da die Braunülenöffnung aufgrund der aufquellenden Weichteile schnell verlegt werden kann, sind diese Systeme störanfällig.

K

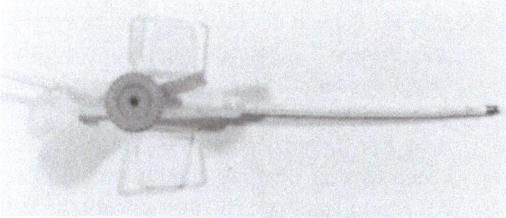

Abb. 2. Durch die Kanüle eingeführte Sonde.

Weiterführende Tips
→ Unterschenkelfraktur, UTN und Zangenfixateur.

Verfasser
C.H. Siebert

Literatur
Gerngroß H, Rosenheimer M, Becker HP (1991) Invasive Messung des Compartmentdrucks auf piezoresistiver Basis. Chirurg 62:832 – 833

Kreislaufinstabilität, Säuglinge, lebensrettender Zugang

Ziel

Bei Säuglingen im Schockzustand ist das Legen der üblichen venösen Zugänge häufig unmöglich, so daß die intraossäre Volumenzufuhr eine praktikable und lebensrettende Alternative darstellt.

Problem

Im Falle von Verletzungen kommt es in dieser Altersgruppe bei bereits geringem Blutverlust zu einem hämodynamischen Kollaps, so daß die Sicherstellung von peripheren Zugängen schwierig bis unmöglich wird. Weiterer Zeitverlust vor Beginn der therapeutischen Maßnahmen könnte aber lebensgefährlich sein. Um den Schockzustand zu therapieren, ist die schnelle und sichere Volumenzufuhr zwingend erforderlich.

Lösung und Alternativen

Bei Säuglingen bis zum 3. Lebensjahr verfügt der Markraum der langen Röhrenknochen über eine ausgesprochen gute vaskuläre Versorgung. V. a. im Bereich der distalen Femurmetaphyse und der proximalen sowie distalen Tibiametaphyse kann ein intraossärer Zugang erfolgreich gelegt werden. Die meisten Medikamente und Infusionen können ohne Nebenwirkungen über den intraossären Markraum aufgenommen werden. Kontraindiziert ist das Vorgehen bei Osteogenesis imperfecta, Osteopetrosis oder bei Frakturen der zu infundierenden Knochen. Als Komplikationen ist vor allem auf die Entwicklung von einem Kompartment-Syndrom aufgrund von Paravasat zu achten. Die Osteitisrate liegt unter 1 %.

Für den Zugang wird eine kräftige Nadel benötigt, die die Penetration in den Markraum ermöglicht. Der Durchmesser muß groß genug sein, um nicht von Knochendebris verlegt zu werden. Empfohlen werden dicke Spinalnadeln, die Kormed/Jamshidi-Markraumnadeln (Baxter Healthcare) oder Systeme für die Gewinnung von Knochenstanzen. Die speziell für diesen Einsatz entwickelte Surfast® Nadel (Cook Critical Care) gewährleistet mittels Gewinde eine sichere Fixation im Knochen. Die

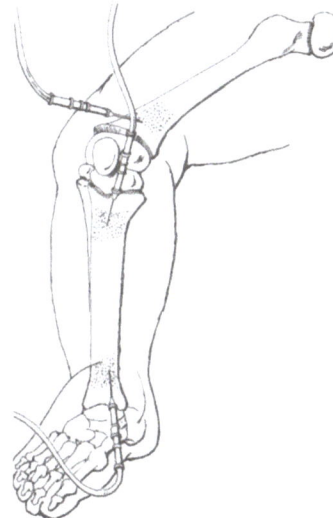

Abb. 1. Zugangswege beim Säugling im Bereich der langen Röhrenknochen der unteren Extremität.

Einstichstelle sollte unauffällige Hautverhältnisse aufweisen und liegt im Bereich des distalen Femurs ventral und bei der Tibia anteromedial. Die Stichrichtung sollte jeweils von der Epiphyse weggerichtet sein (Abb. 1). Die üblichen sterilen Kautelen sind selbstverständlich zu beachten. Die Nadel darf nur eine Kortikalis penetrieren. Die Nadellage sollte durch die Aspiration von Knochenmark bestätigt werden. Um eine Dislokation des intraossären Zuganges zu verhindern, muß die entsprechende Extremität mit einer Schiene ruhiggestellt werden.

Pulsstatus und Umfänge sollten kontinuierlich überprüft werden, um ein Kompartment-Syndrom sicher auszuschließen. Sobald der kleine Patient stabilisiert ist, kann ein intravenöser Zugang gelegt werden. Der intraossäre Zugang sollte aufgrund des steigenden Infektrisikos nicht länger als 24 Stunden in situ verbleiben.

Zentrale Zugänge oder eine Vena sectio stellen mögliche, aber auch schwierigere Alternativen, v. a. in der Notfallversorgung, dar.

Weiterführende Tips

→ Hämorrhagischer Schock, Katheterwechsel;
→ Flüssigkeitssubstitution, improvisierte.

Verfasser

C.H. Siebert

Literatur

Burke T, Kehl DK (1993) Intraosseous infusion in infants. J Bone Joint Surg 75-A:428–429

Fiser DH (1990) Current concepts. Intraosseous infusion. New England J Med 322:579–1581

Latexallergie

Ziel

Vermeiden eines anaphylaktischen Schocks bei Patienten mit Latexallergien.

Problem

Latexallergien stellen mittlerweile nach nicht-depolarisierenden Muskelrelaxantien die zweithäufigste Ursache einer perioperativen anaphylaktischen Reaktion dar. Sie treten gehäuft bei Personen mit bekannter Atopie, häufiger Latexexposition (medizinisches Personal) oder multiplen Voroperationen (Spina bifida), sowie als Kreuzreaktion bei Patienten mit einer Allergie gegen tropische Früchte (Zitrusfrüchte, Avocado, Papaya, Mango etc.) auf. Viele in der Anästhesie gebräuchliche Artikel (Handschuhe, Masken, Tuben, Katheter, Schlauchsysteme, Infusionssysteme) sind latexhaltig und können somit eine anaphylaktische Reaktion auslösen. Kinder mit einer Latexallergie reagieren häufig auch positiv auf Ethylenoxid. Anamnestische Hinweise für eine Latexallergie sind Unverträglichkeiten für gepuderte Handschuhe, allergische Reaktionen während früherer Operationen oder beim Zahnarzt, sowie beim Aufblasen von Luftballons.

L

Lösung und Alternativen

Für Patienten mit einer Latexallergie sollten nur medizinische Produkte verwendet werden, bei denen Latex durch einen anderen Kunststoff ersetzt ist. Einmalbeatmungsschläuche sind in der Regel latexfrei und deshalb wiederverwendbaren vorzuziehen. Bei Ampullen mit Gummistopfen sollten diese vorher entfernt und nicht durchstochen werden. Bei Einmalspritzen ist auf einen gummifreien Stempel zu achten. Injektionsmöglichkeiten in Infusionsleitungen sollten nicht aus einem Gummistopfen, sondern aus Dreiwegehähnen bestehen.

Latexfreie Handschuhe sollten von allen Beteiligten verwendet werden. Um eine möglichst niedrige Konzentration latexhaltiger Partikel in der Raumluft zu erzielen, sollten Patienten mit einer entsprechenden Allergie morgens zuerst operiert werden.

Der Nutzen einer Prämedikation mit Kortikoiden und Antihistaminika ist nicht erwiesen.

Verfasser

D. Strümper, H.-F. Gramke, J.L. Theissen, H.M. Loick

Literatur

Anesth Analg 85:529–533 (1997)
Allergy 52:665–669 (1997)

Marknagel gebrochener, Entfernung

Ziel

Darstellung einer schonenden und zeitsparenden Möglichkeit zur Entfernung des distalen Nagelfragmentes unter Verwendung des eigentlichen Instrumentariums für aufgebohrte Marknägel.

Problem

Im Rahmen der Frakturversorgung im Bereich der langen Röhrenknochen kommen immer mehr Marknägel zum Einsatz. Auch mit diesem intramedullärem Verfahren werden Pseudarthrosenbildung und die dadurch bedingten Materialbrüche beobachtet. Bei der Pseudarthrosenrevision sollte als erster Schritt die Entfernung des distalen Marknagelfragmentes möglichst schonend, also bestenfalls von intramedullär erfolgen. Der innere Hohlraum der aufgebohrten Nägel kann genutzt werden, um diese Entfernung zu bewerkstelligen, da zwischen Nagel und Kortikalis kaum Platz zum Setzen eines Instrumentes ist. Neben Spezialinstrumenten stellt ein kleinerer Nagel der gleichen Bauart eine mögliche Alternative dar.

Lösung und Alternativen

Bei einem gebrochenen aufgebohrten Marknagel müssen, falls vorhanden, als erstes die Verriegelungsbolzen entfernt werden. Das proximale Nagelfragment wird dann über den alten Zugang unter Verwendung des vorgesehenen Instrumentariums entnommen. Um das distale Nagelfragment vom Markraum aus zu entfernen, ist neben Geschick häufig auch ein wenig Glück erforderlich. Beim Herausziehen verkantet der Nagelrest gerne, so daß eine zentrale Führung hilfreich wäre. Gelegentlich gelingt es, das Nagelfragment mit einem im Durchmesser 1 mm kleineren Nagel mit gleichem Profil unter Bildwandlerkontrolle aufzufädeln. Der intakte Nagel wird vorsichtig eingeschlagen, bis er im distalen Nagelrest verklemmt (Abb. 1). Dabei darf das zu bergende Nagelfragment nicht durch den Femurkondylus getrieben werden. Als Widerlager zur Fixation des Nagelfragmentes kann man über das distale Verriegelungsloch temporär ein Metallstift (Schraubenzieher etc.) einbringen. Beide Nägel können dann in üblicher Technik entfernt werden.

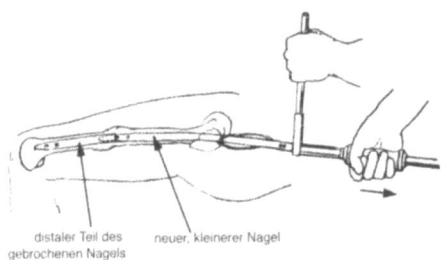

distaler Teil des
gebrochenen Nagels   neuer, kleinerer Nagel

Abb. 1. Vorsichtiges Eintreiben des kleineren Nagels in das distale Nagelfragment und komplette Implantatentfernung.

Abschließend kann dann die Pseudarthrose in gewünschter Manier angegangen werden

Weiterführende Tips

→ Marknagel gebrochener, Entfernung des distalen Anteils;
→ Marknagel solider gebrochener, Fragmentbergung.

Verfasser

C.H. Siebert

Literatur

Levy O, Amit Y, Velkes S, Horoszowski H (1994) A simple method for removal of a fractured intramedullary nail. J Bone Joint Surg 76-B:502

Marknagel gebrochener, Entfernung des distalen Anteils

Ziel

Schonende Entfernung des distalen Marknagelfragmentes ohne Aufmeißeln der Kortikalis.

Problem

Bei gestörter Knochenheilung kann es auch beim Marknagel zu einer Materialermüdung kommen. Im Gegensatz zu der Entfernung einer gebrochenen Platte kann v.a. die Bergung des distalen Nagelfragmentes zu nicht unerheblichen Problemen führen.

Lösung und Alternativen

Die notwendige Materialentfernung steht als erste Maßnahme im Vordergrund. Dies sollte nach Möglichkeit ohne relevante Zerstörung des Weichteilmantels und des betroffenen Knochens erfolgen. Der Hohlraum im Zentrum der aufgebohrten Nägel bietet die Möglichkeit, das Fragment aufzufädeln und mit einem Widerhaken im Verriegelungsloch Halt zu finden, um so das Material zu exstirpieren (Abb. 1). Das Extraktionsinstrument muß vom Außendurchmesser kleiner als der Innendurchmesser des Nagels sein (Abb. 2). Mit dem dargestellten Instrument gelingt eine Verklemmung im Verriegelungsloch in beide Richtungen, so daß eine Verkippung des Fragmentes bei

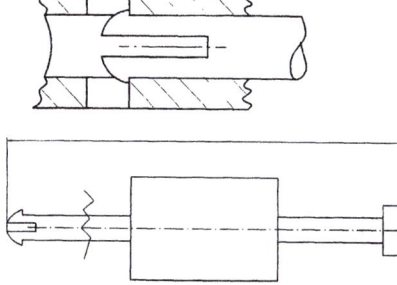

Abb. 1. Graphische Darstellung des Extraktionsinstruments zur Entfernung des distalen Marknagelfragmentes.

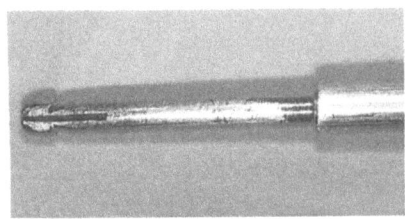

Abb. 2. Extraktionsinstrument zur Entfernung des distalen Marknagelfragmentes.

der Extraktion vermieden wird (Abb. 3). Der Markraum muß proximal des Nagelteils über die Nagelgröße hinaus (+1 – 1,5 mm) aufgebohrt werden, um die Entfernung zu ermöglichen.

Ein vergleichbares Vorgehen kann mit einem 90° gebogenen Führungsdraht versucht werden, wobei aufgrund eines Verkantens des Fragmentes beim Hochziehen es meist mehrerer Anläufe bedarf. Gelegentlich muß der Markraum distal eröffnet werden, um an das Restmetall heranzukommen, wobei man durch das Ausweichen auf einen Verfahrenswechsel mittels Plattenosteosynthese das Fragment notfalls auch belassen kann.

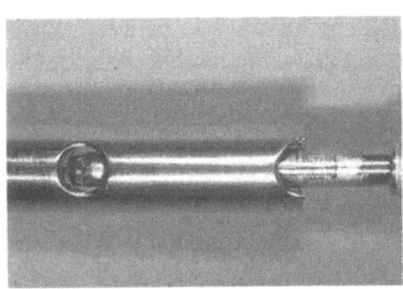

Abb. 3. Einsatz des Extraktionsinstruments als Trockenübung: im Verriegelungsloch befindet sich der Widerhaken.

Weiterführende Tips
→ Marknagel gebrochener, Entfernung;
→ Marknagel solider gebrochener, Fragmentbergung.

Verfasser
C.H. Siebert

Literatur
Wenzl ME, Schümann U, Wolter D (1998) Entfernung eines gebrochenen Marknagels. Trauma Berufskrankh 1:68 – 70

Marknagel solider gebrochener, Fragmentbergung

Ziel

Die zunehmend eingesetzten unaufgebohrten Nägel stellen beim Nagelbruch den Operateur vor besondere Probleme, da das Fragment aufgrund des fehlenden Hohlraumes kaum zu greifen ist. Ziel ist eine möglichst schonende Materialentfernung dieser distalen Nagelfragmente.

Problem

Der unaufgebohrte Marknagel wird als solides Stück Metall mit vorgefertigten Verriegelungslöcher geliefert. Nichtsdestotrotz kommt es auch bei diesem Implantat zu Materialermüdung bei gestörter Knochenheilung. Die Bergung des distalen Nagelfragmentes gelingt mit den Techniken für die aufgebohrten, hohlen Marknägel nicht, da der solide Nagel keine Angriffsfläche für ein Extraktionsinstrument bietet.

Lösung und Alternativen

Um Reste von aufgebohrten Marknägeln zu entfernen, muß man in den zentralen Hohlraum des Implantats ein Extraktionsinstrument oder Haken fädeln. Aufgrund des Konstruktionsprinzips der unaufgebohrten Marknägel kann ein solches Vorgehen dort nicht zum Einsatz kommen. Das solide Nagelfragment muß direkt angegangen werden. Da es äußerst mühsam ist, dieses Metallstück den ganzen intramedullären Kanal, z. B. im Sinne einer retrograden Nagelung, zurückzustößeln, empfiehlt sich die direkte Entfernung. Dieses schonende Verfahren wird am Beispiel eines gebrochenen UFN (Synthes) vorgestellt; ein vergleichbares Vorgehen im Bereich anderer Lokalisationen ist denkbar. Im ersten Operationsschritt erfolgt die Entfernung aller Verriegelungsschrauben und des proximalen Nagelanteils. Unter Bildwandlerkontrolle wird über einen lateralen Zugang (im Sinne einer Erweiterung der Stichinzision der distalsten Verriegelungsschraube) ein schräger Arbeitskanal auf das distale Nagelfragment, ggf. auf Höhe eines intakten distalen Verriegelungsloches, mit einem Kirschner-Draht ausgerichtet.

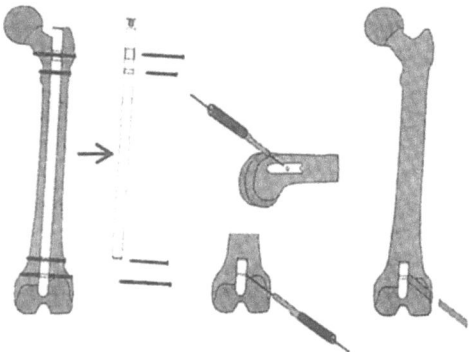

Abb. 1. Darstellung der einzelnen Schritte bei der Entfernung eines gebrochenen UFN: Zunächst erfolgt die möglichst vollständige Materialentfernung (links). Die Durchführung gelingt über einen schrägen, distalen, lateralen Zugang gemäß der Position des Nagelfragments (Mitte). Der Arbeitskanal entsteht z. B. unter Verwendung einer Hohlfräse (rechts). Der Zylinder wird verwahrt, um am Ende der Materialentfernung den knöchernen Defekt zu verschließen.

Dann wird mit einer Hohlfräse ein großer Knochenzylinder durch Überbohrung des vorgelegten Drahtes gewonnen. Die Zylindergröße muß der primären Nagelgröße verständlicherweise angepaßt sein. Der Zylinder wird für die spätere Replantation sichergestellt (Abb. 1). Der Kanal wird nach proximal-medial mit einem scharfen Löffel erweitert, bis der Nagelrest zur Darstellung kommt. Mit der Spitze eines schmalen Hohmann-Hebels oder einem Raspatorium wird das

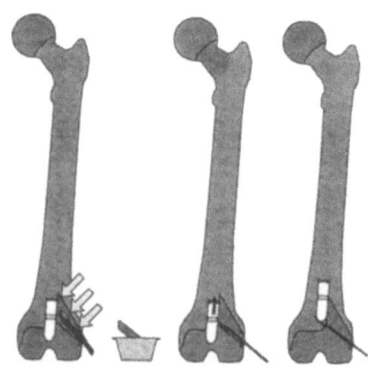

Abb. 2. Der Arbeitskanal wird erweitert (links), gefolgt von einem Hochschieben des Fragments (Mitte). Dann wird ein schmaler Hohmann-Hebel unter das Nagelfragment im Sinne einer „Rutsche" plaziert (rechts).

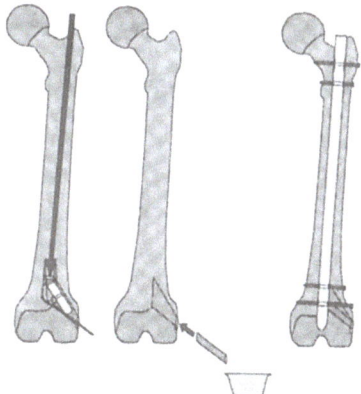

Abb. 3. Mit einem von kranial eingebrachten zweiten Marknagel wird das
Fragment über diese Rutsche vorsichtig
herausgetrieben (links). Es erfolgt die
Auffüllung/Verschluß des Arbeitskanals
mit dem Knochenzylinder (Mitte) und
erneute Nagelung des Femurs (rechts).

Fragment nach kranial manipuliert, bis der schmale Hohmann-Hebel
unter der Nagelspitze plaziert werden kann (Abb. 2). Mit einem gleich
dicken Marknagel wird das Nagelfragment über diese „Rutsche" unter
BV- und Sichtkontrolle herausgestößelt. Es folgt die Entfernung des Nagelfragmentes und der Verschluß des Arbeitskanals mit dem gewonnen
Knochenzylinder plus der eventuell noch gewonnenen Spongiosa. Die
eigentliche Knochenläsion kann dann erneut mit einem Marknagel unter Berücksichtigung der Position der Arbeitskanals stabilisiert werden
(Abb. 3).

Falls ein anderes Osteosyntheseverfahren zur Versorgung der eigentlichen Problematik angestrebt wird, kann auch über die Belassung des
Nagelrestes im Intramedullärraum, mit all seinen Vor- und Nachteilen,
nachgedacht werden.

Weiterführende Tips

→ Marknagel gebrochener, Entfernung des distalen Anteils;
→ Marknagel gebrochener, Entfernung.

Verfasser

C.H. Siebert

Literatur

Krettek C, Schandelmaier P, Tscherne H (1997) Removal of a broken solid femoral nail: A simple push-out technique. J Bone Joint Surg 79-A:247–251

Marknagel, Rotationsfehlstellung, Korrektur

Ziel

Eine bestehende posttraumatische Rotationsfehlstellung bei noch einliegendem Marknagel mit einem Minimum an Aufwand zu korrigieren.

Problem

Bei der operativen Versorgung von Schaftfrakturen im Bereich der unteren Gliedmaßen mit intramedullären Kraftträgern treten trotz Warnungen der Hersteller und diverser Autoren immer wieder klinisch relevante Rotationsfehler auf. Nichtsdestotrotz erfreut sich die Marknagel-Osteosynthese aufgrund der schnellen, relativ atraumatischen Durchführbarkeit u. a. auch bei Mehrfachverletzten zunehmender Beliebtheit. Wenn die posttraumatische Fehlstellung früh postoperativ auffällt, sollte eine direkte Korrektur angestrebt werden. Bei der frühzeitigen Korrektur kann nach Entfernung der Verriegelungsschrauben häufig noch um den einliegenden Marknagel gedreht und in korrekter Position neu verriegelt werden. Bei der Suche nach einer möglichst einfachen und wenig traumatisierenden Lösung gilt die Korrektur-Osteotomie bei einliegendem Nagel als eine Alternative.

Lösung und Alternativen

Bei reinen Drehfehlern im Bereich der langen Röhrenknochen nach Marknagelung erscheint es sinnvoll, nach Möglichkeit den einliegenden Kraftträger zu belassen. Die Osteotomie sollte in Höhe der ehemaligen Frakturzone durchgeführt werden. Das Bein sollte frei beweglich abgedeckt werden, wobei es sich bewährt hat, bei komplexeren Fehlstellungen die gesunde Gegenseite zwecks intraoperativer Kontrolle mit abzudecken.

Bei unaufgebohrten Marknägeln sollte man zuerst fehlstellungsnah entriegeln. Mit dem anatomisch angemessenen Zugang kann dann auf den Knochen eingegangen werden. Durch ein schonendes, möglichst subperiostales Vorgehen wird der Knochenschaft zirkulär freigelegt und die Weichteile mit Hohmann-Hebeln geschützt (Abb. 1). Zwei trans-

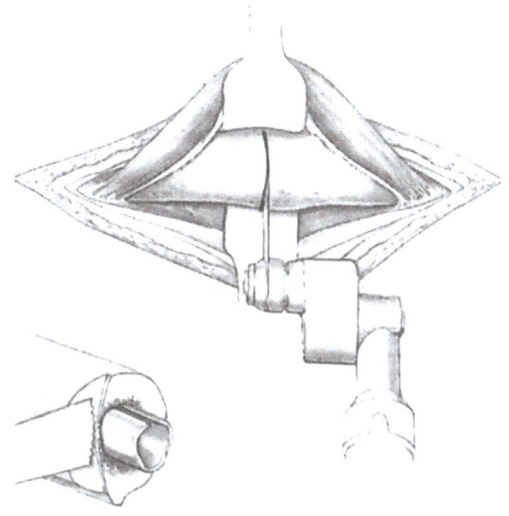

Abb. 1. Zirkulär freigelegter Schaft, Sicherung durch Hohmann-Hebel. Senkrecht zum Schaft durchgeführte Osteotomie.

ossäre Schanz'sche Schrauben oder dicke Kirschner-Drähte sollten proximal und distal der geplanten Osteotomie als Winkelanzeiger eingebracht werden, wobei die gewünschte Korrektur durch ein entsprechendes Versetzen der Markierungsstifte bereits hier Berücksichtigung finden sollte (Abb. 2). Diese Zeiger dürfen aber nicht als Hebel für

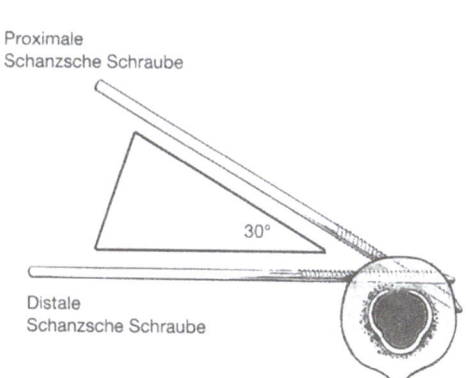

Proximale
Schanzsche Schraube

30°

Abb. 2. Proximale und distale Schanz'sche Schrauben werden so plaziert, daß das Ausmaß der angestrebten Korrektur ersichtlich ist.

Distale
Schanzsche Schraube

die spätere Korrektur verwendet werden. Mittels oszillierender Säge kann an der dem Operateur zugewandten Seite die Osteotomie durchgeführt werden. Es empfiehlt sich ein möglichst breites und steifes Sägeblatt zu verwenden, wobei dies nicht durch das Ansägen des Nagels zerstört werden muß. Die Osteotomie muß unbedingt senkrecht zur Schaftachse erfolgen, da sonst die Kontaktfläche der beiden gegeneinander zu verdrehenden Schaftsegmente abnimmt und Knochenheilungsstörungen resultieren könnten. Sollte durch die Rotation eine „Defektzone" entstehen, kann diese z. B. mit Spongiosa aufgefüllt werden. Probleme bei der Korrektur und auch eine Längenzunahme wären die Folge einer solchen schrägen Osteotomieebene. Um die restliche Kortikalis zu durchtrennen, sollte eine Gigli-Säge um den Knochen gefädelt werden (Abb. 3). Unter entsprechendem Weichteilschutz kann die zirkuläre Osteotomie vervollständigt werden, indem man bis auf den Marknagel runter sägt. Um ein Einklemmen der Gigli-Säge zu verhindern, muß gleichmäßig ohne großen Zug gesägt werden. Jetzt kann unter Zug gedreht werden, bis die gewünschte Korrektur erreicht ist oder die eingebrachten Markierungsschrauben parallel stehen. Sollte sich die Verklemmung des Implantates v. a. bei aufgebohrten Marknägeln nicht auf Anhieb lösen, kann die Osteotomie unter zu Hilfenahme eines Meißels oder Knochenspreizers aufgeweitet werden. Sobald die gewünschte Stellung erreicht ist, sollte man das Repositionsergebnis sichern. Bei Verriegelungsnägeln gestaltet sich diese Aufgabe einfach, indem man in der neuen Position wieder die Verriegelungsbolzen pla-

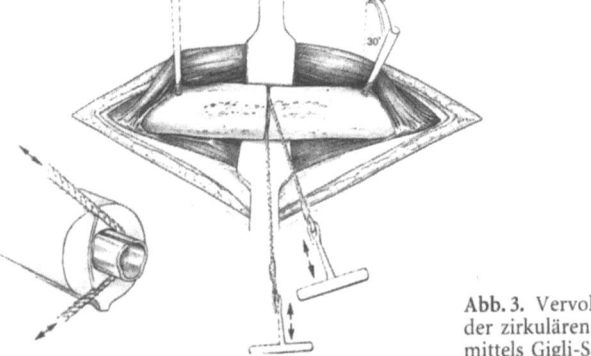

Abb. 3. Vervollständigung der zirkulären Osteotomie mittels Gigli-Säge.

ziert. Ist ein solches Vorgehen nicht gewünscht, kann die Osteotomie mit einer kurzen Plattenosteosynthese oder einer Fixateur-Montage stabilisiert werden. Da ein axialer Kraftträger einliegt, muß das gewählte Konstrukt nur die Rotationskorrektur sichern. Je nach Ausmaß der Kontaktflächen im Bereich der Osteotomien kann der Patient zügig zur Vollbelastung gebracht werden.

Weiterführende Tips
→ Oberschenkelfraktur, Rotationsfehlstellungen.

Verfasser
C.H. Siebert

Literatur
Strecker W, Keppler P, Kinzl L (1997) Die einseitige Rotationskorrektur nach Marknagelosteosynthesen des Oberschenkels. Operat Orthop Traumatol 9:213–223

Marknägel, Verriegelung, röntgenstrahlendurchlässiges Getriebe

Ziel

Ein technisches Hilfsmittel im Sinne eines Bohreraufsatzes vereinfacht das Plazieren der distalen Verriegelungsbolzen bei intramedullären Marknägeln.

Problem

Die unaufgebohrten Marknägel sind in der Versorgung von Schaft-
brüchen der langen Röhrenknochen nicht mehr wegzudenken. Diese
Versorgung erfordert eine distale Verriegelung des Nagels. Leider
weisen gerade an diesem Punkt die Instrumentarien immer noch
Schwächen auf. Hierbei entstehen häufig unnötige Strahlenbelastun-
gen und Zeitverluste.

Lösung und Alternativen

Auch bei der Verwendung dieses Hilfsmittels gelten die „Nagel-Grund-
regeln" bezüglich der präoperativen Reposition, Lagerung und Abdek-
kung des Patienten, sowie für die Positionierung des Bildwandlers und
Einstellung des Zentralstrahles. Mit dem röntgenstrahlendurchlässigen
Winkelgetriebe der AO besteht die Möglichkeit, den Ziel- und Bohrvorgang röntgenologisch zu kontrollieren (Abb. 1). Der Bohrer und das
„Zielinstrument" sind in diesem Fall identisch. Der Zentralstrahl fun-

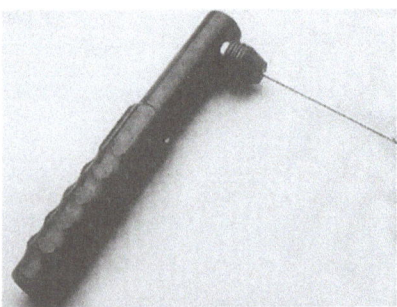

Abb. 1. Das röntgenstrahlendurchlässige Winkelgetriebe.

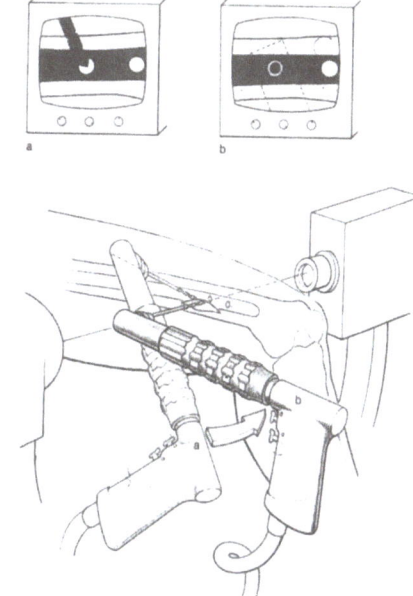

Abb. 2. Ansetzen des Bohrers (a) und Ausrichten des Winkelgetriebes (b).

giert als Zielstrahl. Es hat sich bewährt, aufgrund der Vergrößerungseffekte die Strahlenquelle auf der dem Bohrer gegenüberliegenden Seite anzuordnen. Unter BV-Kontrolle wird die Bohrerspitze über dem Verriegelungsloch angesetzt. Dann wird das Winkelgetriebe in den Zentralstrahl eingeschwenkt (Abb. 2). Durch ein orthogrades Einstellen des Zielinstrumentes, nämlich des Bohrers, kann der Bohrvorgang ständig

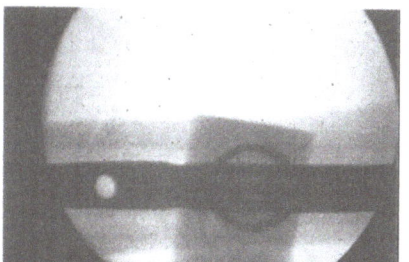

Abb. 3. Röntgenologische Überprüfung des Zielvorganges.

überprüft werden. Das Winkelgetriebe wird entsprechend einer über den Nagel röntgenologisch projizierten Zielscheibe eingesetzt (Abb. 3). Von Nachteil ist der Anschaffungspreis des Kunststoffgetriebes, welches wiederum auf eine kleine AO-Bohrmaschine aufgesteckt werden muß (Firma Synthes GmbH).

Die Freihand-Techniken sind v. a. für den Geübten eine gute Alternative.

Weiterführende Tips

→ Operationshandschuhe, Strahlenschutz;
→ Marknägel, Verriegelungstechniken.

Verfasser

C.H. Siebert

Literatur

Höntzsch D, Frigg R, Perren SM (1992) Das röntgenstrahlendurchlässige Winkelgetriebe der AO. Operat Orthop Traumatol 4:286 – 290

Marknägel, Verriegelungstechniken

Ziel

Darstellung möglichst einfacher und preiswerter Methoden zum Plazieren der distalen Verriegelungsbolzen bei intramedullären Marknägeln.

Problem

Die Marknägel, v. a. in ihrer unaufgebohrten Form, erfreuen sich im Zeitalter der biologischen Osteosynthese einer weiten Verbreitung. Eine distale Verriegelung durch transversale Bolzen oder Schrauben ist in Abhängigkeit vom Nagel- und Frakturtyp häufig erforderlich. Leider gestaltet sich dieser Schritt oft als schwierig und zeitaufwendig und ist mit einer nicht unerheblichen Strahlenbelastung verbunden. Aufgrund der Deformation des Nagels im Rahmen der Implantation sind die proximal, direkt am Nagel zu fixierenden Zielvorrichtungen zumindest z. Z. zum Scheitern verurteilt. Es gelingt nicht, die distalen Bolzen „blind" zu plazieren. Mit röntgenoptischen Verfahren muß das distale Loch anvisiert werden.

Lösung und Alternativen

Viele Probleme kann man bereits bei der Abdeckung und Positionierung des Patienten vermeiden, wenn man sich für die distale Verriegelung genug Bewegungsfreiheit und Rangiermöglichkeiten für den C-Bogen läßt. Der Bildwandler muß so eingestellt werden, daß sich das distale Verriegelungsloch in Form eines kongruenten runden Bildes zentral auf dem Bildschirm darstellt. Das Fernsehbild muß dem Operationsfeld vom Operateur aus gesehen entsprechen. So wird der Zentralstrahl der Röntgenröhre zum Zielstrahl. Aus Strahlenschutzgründen sollten lange Instrumente, bleihaltige Handschuhe oder Schutzschilder verwendet werden.

Mittels einem strahlenundurchlässigen Gegenstand wird das Loch markiert und der Zugang angelegt. Dieser sollte von Lage und Größe her dem Operateur ermöglichen, das Zielinstrument ohne Spannung oder Widerstand zu führen. Am einfachsten und preisgünstigsten kann die Verwendung einer Bohrhülse sein. Diese wird entlang des Zielstrahles

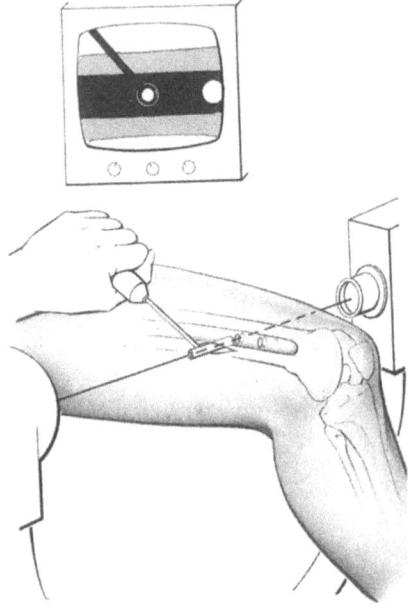

Abb. 1. Ausrichtung der Bohrhülse entlang des Zentralstrahles. Runde Darstellung des Verriegelungsloches.

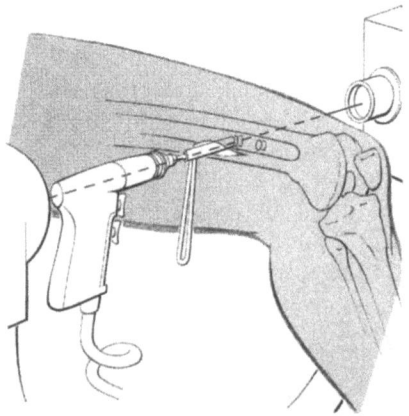

Abb. 2. Bohren entlang des Zentral- oder Zielstrahles.

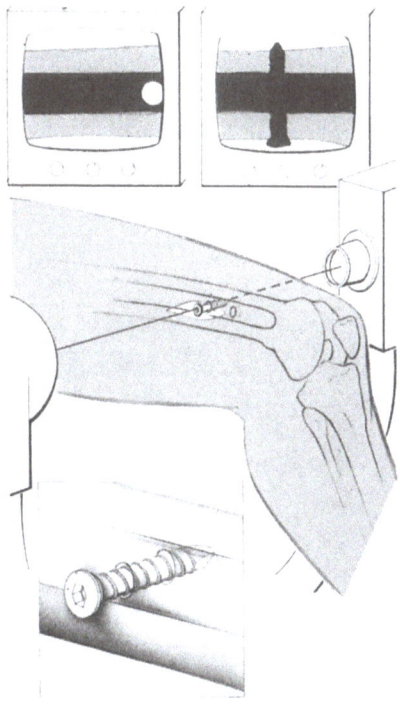

Abb. 3. Radiologische Kontrolle
der Verriegelungsschraube.

eingebracht und muß deckungsgleich mit dem Verriegelungsloch gehalten werden (Abb. 1). Das Loch muß wiederum absolut rund zur Darstellung kommen. Erst dann kann genau in Richtung des Zentralstrahles gebohrt werden (Abb. 2). Nun kann der Verriegelungsbolzen in gleicher Ausrichtung eingebracht werden, wobei sich selbstschneidende
Gewinde empfehlen, da man das gebohrte Loch so nur einmal „finden"
muß. Das Ergebnis wird in 2 Ebenen radiologisch kontrolliert (Abb. 3).
Die Gegenkortikalis muß gefaßt werden, so daß die röntgenologisch
überprüfte Längenmessung v. a. am Anfang viel Zeit sparen kann.
Für eine eventuell erforderliche zweite distale Verriegelungsschraube
hat sich bewährt, einen Schraubenzieher im ersten Bolzen als Leit-
schiene stecken zu lassen.

a   b

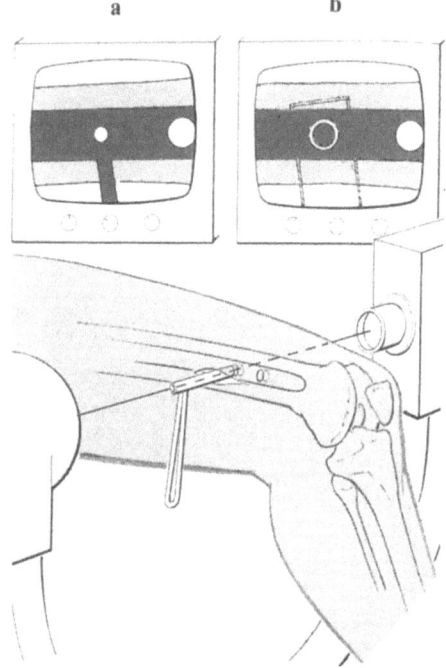

Abb. 4. Vergleichende Darstellung der Bohrhülsen-Technik (**a**) und Winkelgetriebe-Technik (**b**).

Eine weitere Hilfe ist das röntgenstrahlendurchlässige Winkelgetriebe der AO (Abb. 4). Hiermit besteht die Möglichkeit, den Ziel- und Bohrvorgang kontinuierlich röntgenologisch zu kontrollieren.

Weiterführende Tips
→ Operationshandschuhe, Strahlenschutz;
→ Marknägel, Verriegelung, röntgenstrahlendurchlässiges Getriebe.

Verfasser
C.H. Siebert

Literatur
Höntzsch D, Weller S (1991) Die distale Verriegelung von Marknägeln mit transversalen Schrauben oder Bolzen. Operat Orthop Traumatol 3:25–37

Marknagelung, Repositionshilfe

Ziel

Verwendung einer pneumatischen Manschette als Repositionshilfe bei der Marknagelung.

Problem

Die geschlossene Reposition einer Schaftfraktur und das Auffädeln der Fragmente mittels Führungsstab oder unaufgebohrtem Marknagel kann erhebliche Schwierigkeiten bereiten. Häufig kommt der Extensionstisch zur Anwendung, was jedoch mit medizinischen oder strukturellen Problemen verbunden sein kann (z. B. Zeitaufwand und aufwendige Lagerung beim Polytrauma).

Lösung und Alternativen

Das Repositionsmanöver kann durch Verwendung einer aufblasbaren, breiten pneumatischen Manschette (Samarit-Repocuff, Samarit-Medizintechnik) wesentlich vereinfacht werden (Abb. 1). Diese wird um die Fraktur gelegt und aufgeblasen (Abb. 2). Hierdurch sowie durch axialen Zug an der verletzten Extremität (von Hand durch den Assistenten) reponieren sich die Fragmente nahezu von selbst. Durch die Kompression der Weichteile – analog dem Sarmiento-Bracing-Prinzip – wird die Frakturzone dann provisorisch stabilisiert, so daß der Führungsstab oder der unaufgebohrte Marknagel unter der üblichen Bildwandlerkon-

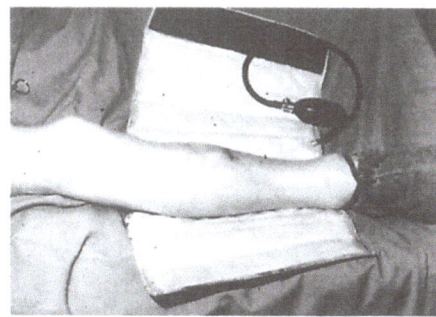

Abb. 1. Lagerung auf röntgendurchlässigem Tisch, frei bewegliches Abbdecken des Beines. Die aufblasbare Manschette läßt sich dank konischer Paßform eng anliegend um den Unterschenkel wikkeln.

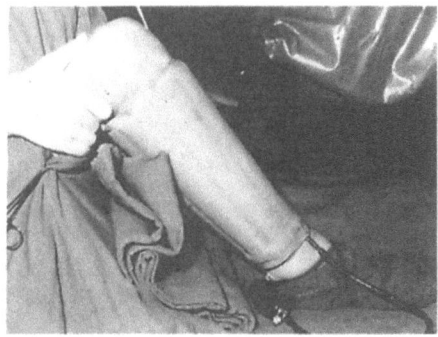

Abb. 2. Anwendungsbeispiel bei der Unterschenkel-Marknagelung: Nach Aufpumpen bis zu einem Druck von 120 bis 150 mm Hg ist die Retention der Fragmente so stabil, daß der Unterschenkel in die zum Einführen des UTN notwendige Lage gebracht werden kann.

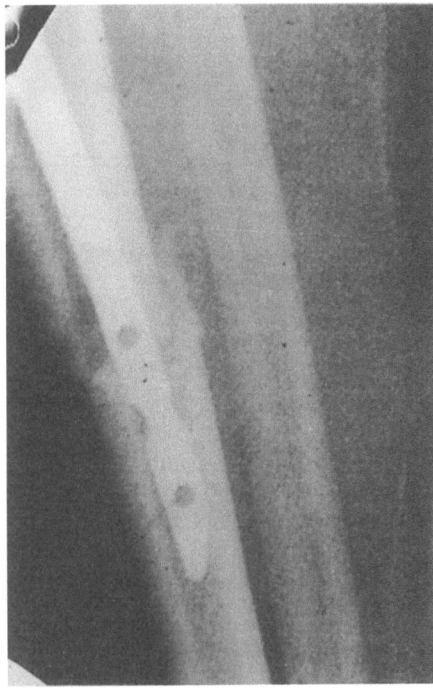

Abb. 3. Der Marknagel passiert problemlos über die Fraktur.

trolle ins distale Hauptfragment vorgeschoben werden kann (Abb. 3). Die Manschette ist wasch- und sterilisierbar, steht in drei Größen zur Verfügung, kann bei Kindern und Erwachsenen verwendet werden und eignet sich zur Reposition von Schaftfrakturen des Humerus, des Femur und der Tibia. Auch eine Kombination mit dem Distraktor und eine Anwendung zusätzlich zum Extensionstisch sind möglich.

Weiterführende Tips
→ Marknägel, Verriegelungstechniken;
→ Reposition, Joystick-Technik.

Verfasser
B.C. Heinz

Literatur
Ryf C, Melcher GA, Rüedi T (1995) Pneumatische Manschette als Repositions-hilfe bei geschlossener Marknagelung. Unfallchirurg 98: 617–619

Markraumphlegmone, Aufbohrung

Ziel

Durch ein einfaches Verfahren, bei dem die meist bereits vorhandenen Instrumente aus der Marknagelung zum Einsatz kommen, können Infekte des Markraumes langer Röhrenknochen erfolgreich angegangen werden.

Problem

Eine Infektion im Bereich der Diaphyse der langen Röhrenknochen kann nach offenen Frakturen, allen Formen der osteosynthetischen Versorgung, nach Endoprothesenimplantation, aber auch hämatogen entstehen. Die Behandlung von Infektionen in diesem Bereich bleibt weiterhin problematisch. Fistelbildung mit anhaltender Sekretion und/oder rezidivierender Abszeßbildung sind nur einige der Probleme. Die Infektsanierung ist v. a. bei einem Befall des Intramedullärraumes, z. B. nach Marknagelung, schwierig. Bei Infektion im Bereich der Diaphyse kann der intramedulläre Raum so zuwachsen, daß einzelne entzündliche Hohlräume entstehen.

Lösung und Alternativen

Ist ein entzündliches Geschehen in einer solchen Lokalisation nachgewiesen, kann durch das Aufbohren des Markraumes ein Débridement erfolgen, die Kontinuität des Markraumes wiederhergestellt und eine lokale Antibiotikatherapie eingeleitet werden.

Der Patient wird wie für die intramedulläre Nagelung des entsprechenden langen Röhrenknochens gelagert. Über den typischen Zugang wird ein Führungsstab, ggf. unter BV-Kontrolle, in den intramedullären Raum plaziert. Ein Abstrich wird gewonnen. Dann wird ein distales kortikales Fenster angelegt. Sobald der Führungsdraht distal dargestellt worden ist, kann schrittweise aufgebohrt werden. Es wird solange aufgebohrt, bis die mittlere Diaphyse wieder zentral auf 50 % des Knochenumfangs eröffnet worden ist. Mittels BV muß eine exzentrische Bohrerlage ausgeschlossen werden. Die Erstautoren haben im Bereich der Tibia auf durchschnittlich 15,5 mm ($\pm$1,5 mm) und des Femurs auf 17 mm ($\pm$1,5 mm) aufgebohrt.

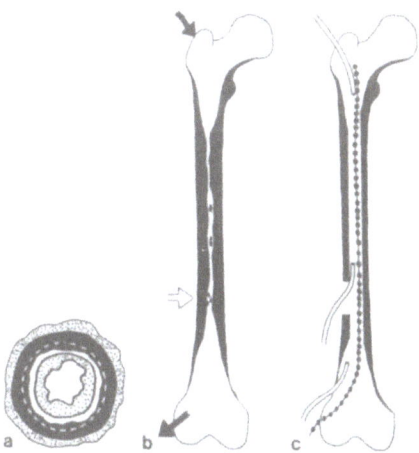

Abb. 1. Schematische Darstellung eines Femurs mit diaphysär betontem Infektgeschehen. **a** Schwarz stellt in diesem Querschnitt vitalen Knochen dar. Die gestrichelte Linie Knochenneubildung und weiß die z. T. avitale innere Kortikalis. **b** Längsschnitt des Knochens; kranial der Zugang, distal der Ablauf. Der weiße Pfeil markiert einen weiteren eventuell erforderlichen direkten Zugang zur Diaphyse. **c** Mit Ende der Operation liegt eine distal ausgeleitete PMMA-Kette im Markraum und in jedem Zugangsweg eine Redondrainage auf Überlauf ein.

Anschließend wird der Markraum intensiv gespült, z. B. auch unter Einsatz einer Jet-Lavage, um Detritus und Sequester zu entfernen. Es folgt die Einlage von Antibiotika-geladenen Ketten (z. B. Septopal®, Merk). Proximal und distal werden Überlauf-Drainagen plaziert (Abb. 1). Diese Drainagen werden am 5. Tag entfernt und die PMMA-Ketten schrittweise gezogen.

Eine Antibiogramm-gerechte Antibiose erfolgt intravenös für 6 Wochen postoperativ. Es wird eine Mobilisation unter Verwendung von Unterarm-Gehstützen im Sinne des Kreuzganges für 8 Wochen empfohlen.

Eventuell noch vorhandene Fisteln oder extraossäre Infektfoci werden in derselben Sitzung angegangen. Falls eine erweiterte Nekrektomie/Sequestrektomie im Bereich der Diaphyse erforderlich sein sollte, kann ein weiterer Zugang angelegt werden.

Weiterführende Tips

→ Gelenkempyem, Jet-Lavage;
→ Osteitis, Teicoplanin-PMMA-Stab;
→ Kollagenvlies, antibiotikahaltiges;
→ Implantatlagerinfekt, Dauerdrainage.

Verfasser

C.H. Siebert

Literatur

Ochsner PE, Gösele A, Buess P (1990) The value of intramedullary reaming in the treatment of chronic osteomyelitis of long bones. Arch Orthop Trauma Surg 109:341 – 347

Meniskuskorbhenkel, arthroskopische Bergung

Ziel

Arthroskopische Technik zur Bergung des Meniskuskorbhenkels nach Korbhenkelläsion.

Problem

Falls nach einer Korbhenkelläsion des Meniskus nicht meniskuserhaltend gearbeitet werden kann, gilt es, möglichst ohne weitere Traumatisierung des Gelenkes den abgelösten Anteil des Meniskus zu entfernen. Die Entfernung eines Meniskuskorbhenkels kann sich gelegentlich aber als überraschend schwierig darstellen. Häufig muß im Hinterhornbereich nachreseziert werden, weil der Lappen nicht unter ausreichender Sicht und Spannung abgesetzt worden ist. Auch sollte verhindert werden, daß das Resektat im Gelenk frei flottiert und erst eingefangen werden muß oder sogar schwer erreichbar hinter die Kreuzbänder disloziert.

Lösung und Alternativen

Mit folgender Technik kann das Meniskusresektat „an die Leine gelegt" und gesichert werden:

Der Korbhenkellappen kann vor Beginn der Resektion mit einem kräftigen Faden gefaßt und somit durch entsprechenden Zug unter Spannung gebracht werden. Hierzu kann eine kurze Reverdin-Nadel zur Anwendung kommen (Abb. 1). Mit der Nadel inklusive eingespanntem Faden wird der Meniskuslappen knapp posterior der vorderen Resektionsgrenze durchstochen. Der Faden wird mit dem Tasthaken nach Lösen der Reverdin-Nadel vorgezogen und über den Meniskuslappen verknotet (Abb. 2). Nun kann der Korbhenkel anterior in üblicher Technik abgesetzt werden. Unter Zuhilfenahme des Fadens wird dann der Korbhenkel gespannt, um ein ausreichendes Widerlager für die hintere Resektion zu bieten (Abb. 3). Nach der vollständigen Absetzung des Korbhenkels kann das Resektat über den Faden herausgezogen werden. Anstelle einer Reverdin-Nadel, die aufgrund der unterschiedlich gebogenen Ausführungen dieses Vorgehen erleichtert, kann alternativ die Nadel aus einem Meniskusnahtbesteck oder eine einfache, mit einem Faden armierte Kanüle eingesetzt werden.

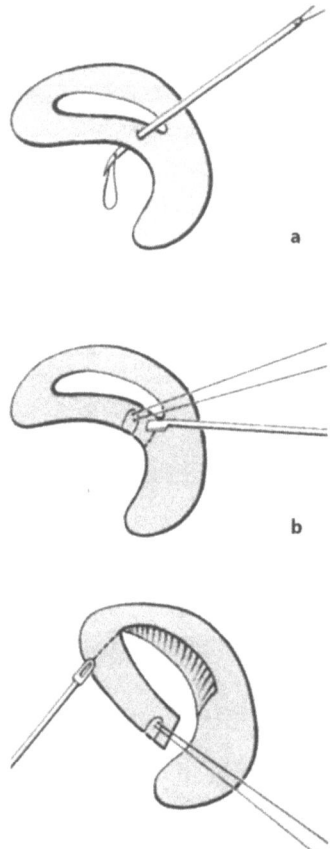

Abb. 1. Schematische Darstellung der Methode zur Korbhenkelbergung unter Einsatz einer Reverdin-Nadel. **a** Durchstechen des vorderen Korbhenkellappens mit der Reverdin-Nadel. **b** Nach Anschlingung wird der Meniskuslappen mit einem schneidenden Instrument anterior abgetrennt. **c** Der unter Zug gehaltene Korbhenkel wird am dorsalen Ansatz abgelöst.

Der Lappen kann in vergleichbarer Weise durch eine Faßzange, die entlang dem Arthroskop eingeführt wird, unter Spannung gehalten werden. Falls sich das Gelenk für zwei parallel eingebrachte Instrumente als zu eng erweist, kann der Lappen auch mit z. B. 1er Kanülen gespickt und so fixiert werden (**CAVE:** Knorpelschäden).

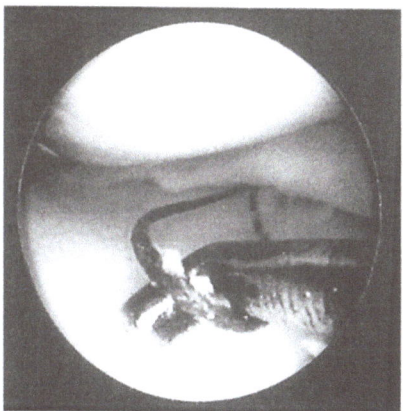

Abb. 2. Arthroskopische Darstellung der intraartikulären Fadenbergung mittels Tasthaken.

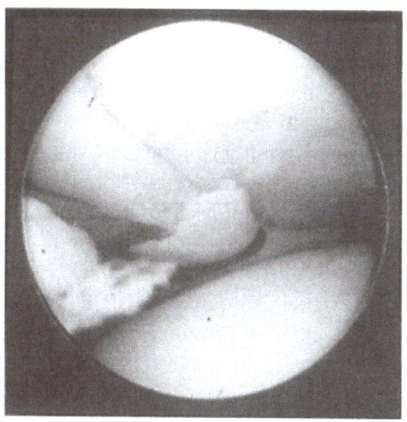

Abb. 3. Sicht auf den anterior abgetrennten Korbhenkel mit Sicherungsleine.

Weiterführende Tips

→ Tibiakopffraktur, arthroskopisch assistierte Versorgung.

Verfasser

C.H. Siebert

Literatur

Martinek V, Farkas G, Friedrich NF (1998) Arthroskopische Bergung des Meniskuskorbhenkels. Arthroskopie 11:44–46

Mittelfußfraktur, Reposition

Ziel

Geschlossene Reposition von Mittelfußfrakturen durch Kirschner-Draht und Extensionsbügel.

Problem

Dislozierte Mittelfußfrakturen müssen in der Regel reponiert und häufig stabilisiert werden. Die geschlossene Reposition durch Zug an den Zehen und Druck auf die Fragmente gestaltet sich oft schwierig. Grund hierfür sind die fehlenden Angriffsflächen und die kurzen Hebelarme. Andererseits verursachen in Fehlstellung verheilte Frakturen oft erhebliche Beschwerden.

Lösung und Alternativen

Die Reposition gelingt mit einem in dorsoplantarer Richtung eingebrachten und mit einem Extensionsbügel verbundenen Kirschner-Draht wesentlich einfacher (Abb. 1). Nach Stichinzision über dem Köpfchen des frakturierten Mittelfußknochens wird unter palpatorischer und röntgenologischer Kontrolle ein 1,2 mm Kirschner-Draht eingebracht. Nach Perforation der Fußsohle wird der Extensionsbügel angebracht und der Draht gespannt. Hierdurch erreicht der Draht genügend Steifigkeit, so daß das distale Fragment in alle Richtungen manipuliert und auf das proximale, im Tarsometatarsalgelenk fixierte Fragment achsengerecht eingestellt werden kann. Nachdem die Fraktur durch einen von plantar, axial oder interdigital eingebrachten Spickdraht stabilisiert wurde, kann die Montage wieder entfernt werden. In dieser Form lassen sich dislozierte Mittelfußfrakturen einfach und sicher geschlossen reponieren. Die Strahlenbelastung für die Hand des Operateurs und die Operationszeit werden reduziert.

Weiterführende Tips

→ Operationshandschuhe, Strahlenschutz.

Verfasser

B.C. Heinz

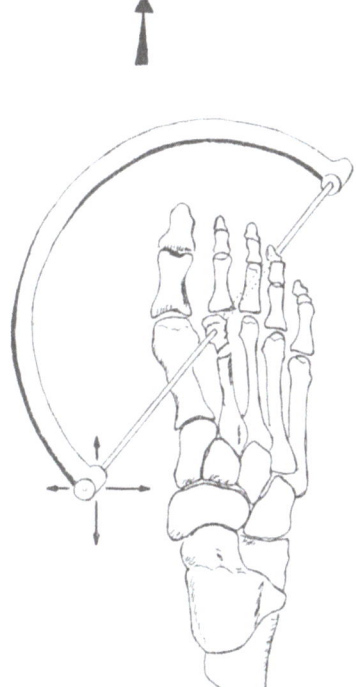

Abb. 1. Repositionstechnik: Durch einen in dorsoplantarer Richtung in das Metatarsalköpfchen eingebrachten und in einen Extensionsbügel eingespannten Kirschner-Draht kann das distale Fragment einfach und von außerhalb des Strahlenganges in jeder Richtung manipuliert werden.

Literatur

Braun C, Bauer M, Rose S, Bühren V (1992) Eine einfache Methode zur Reposition von Mittelfußfrakturen. Akt Traumatol 22:129–131

Nasale Sondenfixation, delirante Patienten

Ziel

Darstellung einer einfachen, preiswerten, nicht invasiven Maßnahme zur temporären Sicherung von Sonden bei unkooperativen Patienten zur Gewährleistung einer enteralen Ernährung.

Problem

Mit steigender Beachtung der Rolle der enteralen Ernährung steht diese auch bei der Versorgung von polytraumatisierten Patienten zur Diskussion. Bei verwirrten Patienten oder Verletzungen mit Beteiligung des Gesichtschädels kann die Ernährung über entsprechende Sonden gesichert werden. Diese Sondenernährung kann bei unkooperativen Patienten an der wiederholten Entfernung der Sonde selbst scheitern. Da bei den heute üblichen Polyurethan- und Silikon-Kautschuk-Sonden die Liegezeit nahezu uneingeschränkt ist, steht die Fixation der Sonde bei bewußtseinsgetrübten, unkooperativen Patienten im Vordergrund. Mit Hilfe des darzustellenden Ernährungssonden-Stabilisationssystems kann auch bei solchen Patienten die enterale Ernährung ohne eine invasive Maßnahme, wie z. B. die PEG-Sonde, sichergestellt werden.

Lösung und Alternativen

Beim sedierten Patienten wird eine ca. 50 cm lange Führungssonde (French 10) über ein Nasenloch und eine gleichlange Stabilisationssonde (French 8) über das andere Nasenloch eingeleitet und über den Mund ausgeleitet (Abb. 1).

Die aus dem Mund geleiteten Enden können dann, indem man die Stabilisationssonde (SS) in die Führungssonde (FS) einführt und mit einer Naht sichert, miteinander verbunden werden (Abb. 2). Jetzt kann die FS zurückgezogen werden und so die über das eine Nasenloch eingeleitete SS über das andere Nasenloch in einer Art Schlaufe wieder ausgeleitet werden. Die beiden Enden der SS werden nun mit Einzelknopfnähten fest miteinander verbunden und auf ca. 7 cm Länge gekürzt. Somit wäre das Stabilisationssystem fertiggestellt und könnte zur Sicherung einer Ernährungssonde zum Einsatz kommen. Die Verbindung zwischen

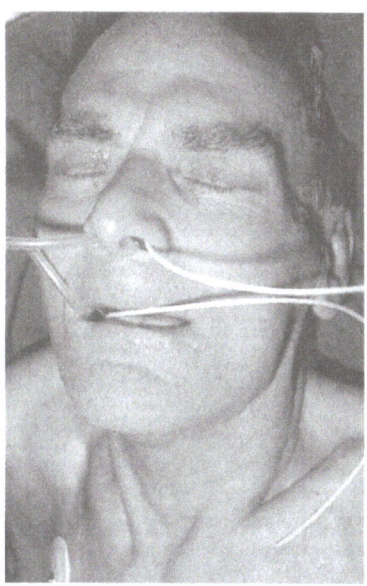

Abb. 1. Darstellung des ersten Schrittes der nasalen Sondenfixation mit Ausleitung der Führungs- und Stabilisierungssonde aus dem Mund des Patienten.

dem Stabilisationssystem und der Sonde kann unter Verwendung von Sprühkleber und Nahtmaterial hergestellt werden (Abb. 3). Um Drucknekrosen zu verhindern, muß die entstandene Schlaufe locker angelegt und in der Initialphase regelmäßig kontrolliert werden. Die SS sollte aus Polyurethan oder Silikon-Kautschuk gefertigt sein.

Bei bewußtlosen Patienten genügt die Fixierung der Sonde mit Pflasterstreifen an der Wange. Eine Fixation mit elastischem Gummi oder an den Sauerstoffbrillen hat sich nicht bewährt. Das Annähen der Sonde am Nasensteg oder Nasenflügel bei Erwachsenen wäre eine Alternative,

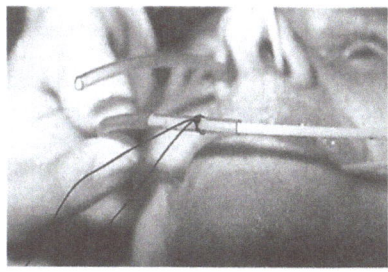

Abb. 2. Provisorische Verbindung zwischen Führungs- und Stabilisierungssonde vor dem Mund des Patienten (vor dem Zurückziehen durch die Nase).

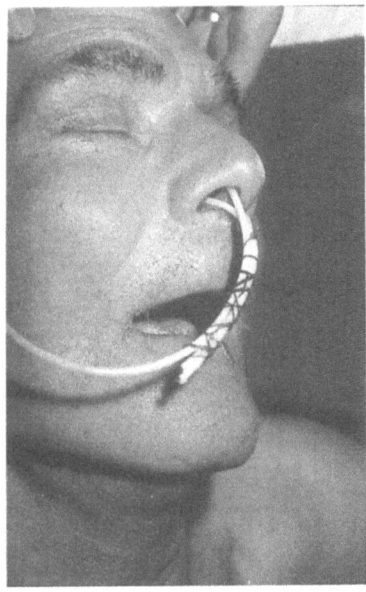

Abb. 3. Fixierung einer Ernährungssonde am Stabilisationssystem.

bietet aber keine Vorteile gegenüber der dargestellten Methode. Die Anlage z. B einer perkutanen endoskopischen Gastrotomie ist mit erheblich mehr Aufwand und Komplikationen verbunden, stellt aber als Dau-
erlösung die effektivere Alternative dar. Die Anlage des Stabilisations-
systems ist dagegen kosmetisch sicherlich unvorteilhafter, dafür aber
eine schnelle, preiswerte und risikoarme Lösung zur temporären Sondenfixation bei bewußtseinsgetrübten Patienten.

Verfasser

C.H. Siebert

Literatur

Rabast U (1989) Erweiterte Fixation von Ernährungssonden mit Hilfe eines Sta-
bilisationssystems. Dt Ärztebl 86:C1795–1797

Nierenteilresektion

Ziel

Kontrolle und Reduktion von Parenchymblutungen bei der Nierenteilresektion.

Problem

Wegen der guten Vaskularisation der Niere können bei Nierenteilresektionen oder organerhaltenden Enukleationsresektionen leicht massive parenchymatöse Blutungen auftreten. Diese Blutungen sind oft nur schwer zu stillen, da sie die Übersicht im Operationsfeld und damit gezielte Durchstechungsligaturen der eröffneten Blutgefäße beeinträchtigen. Eine prompte Blutstillung ist jedoch vonnöten, damit der Blutverlust kein transfusionspflichtiges Ausmaß annimmt.

Lösung und Alternativen

Zum Reduzieren von Blutungen kann schon vor einer geplanten Ober- oder Unterpolresektion ein elastisches Tourniquet etwa 2 cm proximal der vorgesehenen Schnittführung um die Niere geschlungen, angezogen und mit einer entsprechenden Klemme fixiert werden. Die Parenchym-

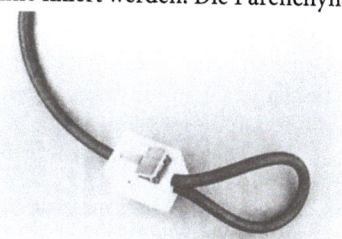

Abb. 1. Selbsthaltendes Tourniquet zur Verringerung von Parenchymblutungen bei Nierenteilresektionen.

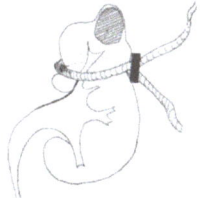

Abb. 2. Für eine Oberpolresektion ist ein elastisches Tourniquet etwas proximal der vorgesehenen Schnittführung um die Niere gelegt, angezogen und fixiert. Die Gefäße werden hierdurch komprimiert und bluten bei der anschließenden Resektion weniger stark.

N

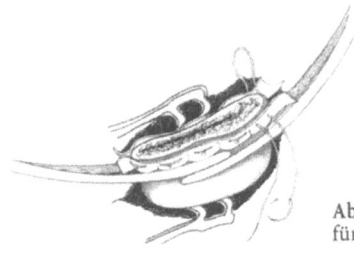

Abb. 3. Gerolltes Vicryl®-Netz als Widerlager für blutstillende Matratzennähte.

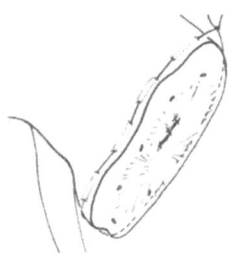

Abb. 4. Anlage einer Tabakbeutelnaht durch die Nierenkapsel unterhalb der vorgesehenen Schnittführung zur Verringerung von Blutungen bei Nierenteilresektionen.

gefäße werden hierdurch komprimiert, bluten bei der anschließenden Resektion weniger stark und können so ohne Hast ligiert bzw. mit Durchstechungsligaturen versorgt werden (Abb. 1+2).

Alternativ kann eine Blutstillung nach erfolgter Resektion auch durch sogenannte Matratzennähte des Nierenparenchyms erzielt werden. Im Gegensatz zum Tourniquet läßt sich diese Technik auch bei Keilresektionen aus dem mittleren Nierendrittel anwenden. Allerdings können die Fäden dieser Nähte leicht in die Nierenkapsel und das Parenchym einschneiden und so weitere Blutungen erzeugen, sobald sie beim

Abb. 5. a Schematische Seitenansicht einer Niere mit Unterpoltumor. Die komprimierenden Parenchymnähte sollten in ausreichendem Abstand von der vorgesehenen Resektionslinie plaziert werden. Das Teflon®-Plättchen muß dabei schon vor dem ersten Stich auf die Naht aufgefädelt sein. b Vor dem Rückstich wird das zweite Teflon®-Plättchen auf die Naht gefädelt. Der Rückstich erfolgt parallel und in einem Abstand von etwa 3 bis 5 mm vom ersten Stich. c Nach dem Rückstich wird der Faden durch das freie Loch des ersten Teflon®-Plättchens geführt und kann dann geknotet werden. d Schematische Ansicht des Nierenunterpols nach Resektion des Tumors und Anlage der Nähte. Die freien Fadenenden werden zunächst nicht gekürzt. e Aufsicht auf die liegenden Parenchymnähte, welche im Wechsel von der einen und der anderen Seite gestochen sind und sich gleichmäßig auf die gesamte Zirkumferenz des Resektionsgebietes verteilen. f Die lang gelassenen freien Fadenenden können abschließend dazu benutzt werden, eine Fettplombe im Resektionskrater zu fixieren. a-d Großes Bild: Niere von lateral; kleines Bild: Niere von frontal.

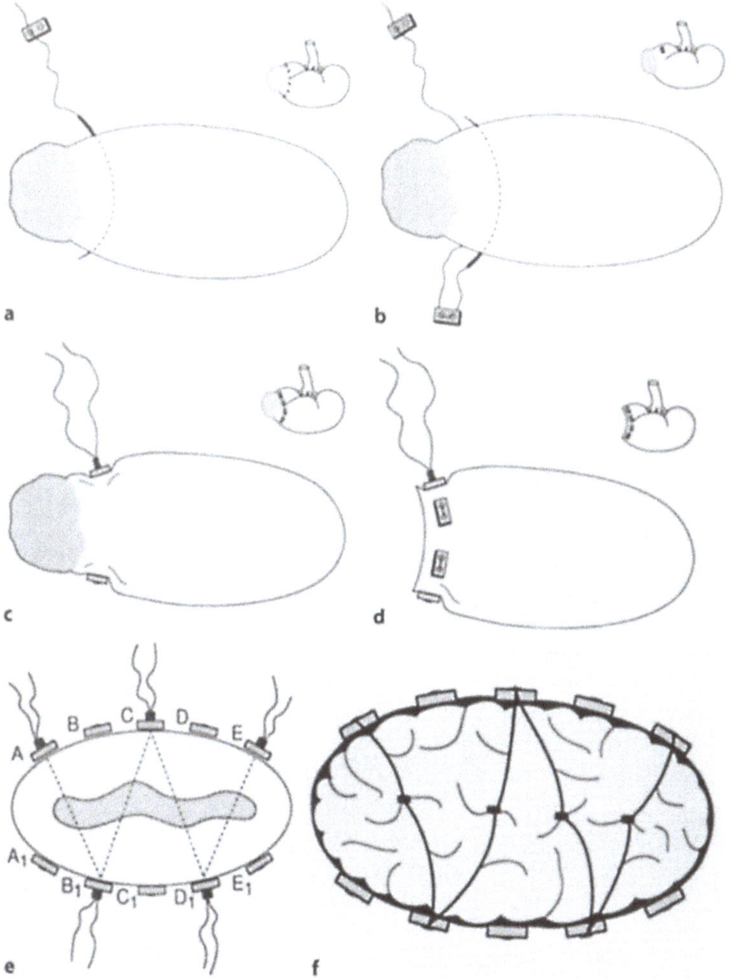

a

b

c

d

e

f

Knüpfen unter Spannung geraten. Dies kann durch ein mehrfach gefaltetes oder gerolltes GoreTex®- oder Vicryl®-Netz verhindert werden, welches als etwa 1 cm breiter Kragen in einem Abstand von 1 bis 2 cm um den Resektionsrand gelegt wird. Die Matratzennähte werden dann mitten durch diesen Kragen gestochen, welcher ihnen beim Knüpfen als Widerlager dient und dadurch einem Einschneiden der Nähte in die Nierenkapsel oder das Parenchym entgegenwirkt (Abb. 3).

Eine weitere Möglichkeit zur Verringerung von Blutungen bei Polresektionen besteht in der Anlage einer zirkulären, tabakbeutelartigen Naht in die Nierenkapsel etwa 1 bis 2 cm proximal der vorgesehenen Schnittführung. Die Naht wird unmittelbar vor der Resektion angezogen und fest geknotet. Diese relativ einfache Technik beinhaltet im Gegensatz zum Tourniquet das Risiko, daß der Faden in die Nierenkapsel einschneidet bzw. aus dieser ausreißt (Abb. 4).

Komprimierende Parenchymnähte können nach einer anderen Technik auch bereits vor der Tumorenukleation bzw. Nierenteilresektion in einem Abstand von 1 bis 2 cm von der vorgesehenen Resektionslinie angelegt werden. Hierzu wird die Verwendung von resorbierbaren Lebernähten mit abgestumpfter Parenchymnadel und weitem Nadelradius (z. B. No. 1 Chromic Suture 9,5 mm Circle Blunt-Point, NE-9, Davis & Geck, Manati, USA) empfohlen. Kleine Teflon®-Plättchen aus der Herz-Thorax-Chirurgie (9,5 × 4,8 × 1,1 mm, Ethikon, Norderstedt, Deutschland) werden an jeweils zwei Stellen mit einer 18-gg.-Nadel perforiert und dienen als Unterpolsterung und Widerlager für den Faden bzw. Knoten (Abb. 5). Ein potentieller Nachteil dieser Methode ist das blinde Stechen der Nähte, welche so unter Umständen mitten durch Ausläufer des Tumors verlaufen können.

Weiterführende Tips

→ Hämostyptika, intraoperativ;
→ Bauchtrauma, partielle Milzerhaltung.

Verfasser

H. Piechota, M. Waldner, S. Roth

Literatur

Cariou G, Cossenot O (1996) Technique d'hemostase dans la nephrectomie partielle. Progres en Urologie 6:605 – 606

Haddad FS, Flint PA (1991) Coronal haemostatic suture for partial nephrectomy. British Journal of Urology 68:327

Mulholland TL, See WA (1998) Pledgeted sutures for parenchymal compression facilitate partial nephrectomy. British Journal of Urology 81:630 – 633

Oberarmfraktur, Kondylenplatte

Ziel

Stabilisierung der proximalen Oberarmfraktur mit der 95°-Kondylenplatte für kleinwüchsige Erwachsene und Jugendliche.

Problem

Bei der Operationsindikation und -technik der proximalen Oberarmfraktur besteht heutzutage weitgehend Konsens darin, möglichst Minimalosteosyntheseverfahren einzusetzen und Frakturen des Collum chirurgicum mit Trümmerzone und starker Dislokation mit Plattenosteosynthese zu versorgen. Nicht immer kann man hiermit ausreichende Stabilität erreichen, z. B. bei Vorliegen einer proximalen Humerusfraktur mit einer metaphysären Trümmerzone, bei einer starken Osteoporose, einer Pseudarthrose oder einer Osteolyse durch einen benignen oder malignen Knochenprozeß.

Lösung und Alternativen

Mit der „95°-Kondylenplatte für kleinwüchsige Erwachsene und Jugendliche" steht ein Implantat zur Verfügung, daß die Vorteile der Winkelplatte – hohe Festigkeit und damit frühe Funktionsstabilität – mit einer für den proximalen Oberarm akzeptablen Implantatgröße verbindet (Abb. 1). Das Implantat ist mit 5, 7 und 9 Löchern sowie Klin-

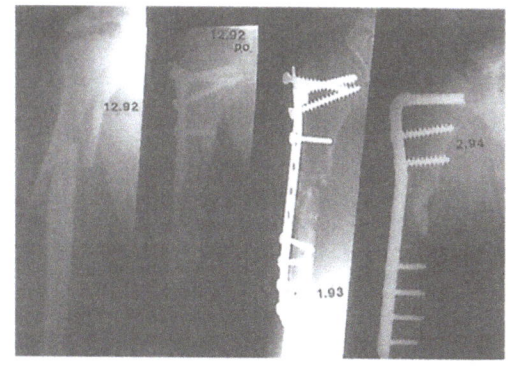

Abb. 1. Anwendungsbeispiel: Nach T-Plattenosteosynthese einer subkapitalen Humerusfraktur (weibl., 49 J.) kam es zur Redislokation und Implantatlockerung. Mit der Winkelplattenosteosynthese konnte die Konsolidierung der Fraktur erreicht werden.

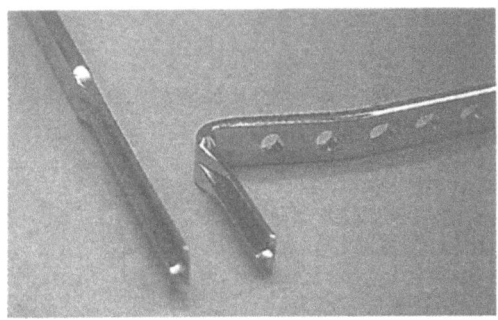

Abb. 2. Für die T-förmige Klinge der Platte steht ein entsprechendes Plattensitzinstrument zur Verfügung.

genlängen von 40, 50, 60 und 70 mm erhältlich. Für die T-förmige Klinge gibt es ein entsprechendes Plattensitzinstrument. Die Fixierung erfolgt klingennah mit 6,5 mm Spongiosaschrauben, am Schaft mit 4,5 mm Kortikalisschrauben. Axiale Kompression mit dem Plattenspanninstrument ist möglich (Abb. 2).

Weiterführende Tips
→ Oberarmfraktur, Lagerung.

Verfasser
B.C. Heinz

Literatur
Habermeyer P(1997) Die Humerusfraktur. Unfallchirurg 100:820 – 837
Winter E, Volkmann R, Eingartner C, Weller S (1995) Die „95°-Kondylenplatte für kleinwüchsige Erwachsene und Jugendliche®" zur Stabilisierung proximaler Humerusfrakturen. Akt Traumatol 25:85 – 87

Oberarmfraktur, Lagerung

Ziel

Lagerung für den dorsalen Zugang zum Oberarm beim Polytraumatisierten.

Problem

Der dorsale Zugang zum Oberarm ist der Standardzugang zur Versorgung von Frakturen im mittleren und distalen Schaftdrittel mittels Plattenosteosynthese. Für gute Übersicht und einfache Repositionsmanöver hat sich der Eingriff in Bauchlage bewährt. Beim polytraumatisierten Patienten oder bei respiratorischen Problemen
(Thoraxtrauma, alte Menschen) ist eine Bauchlage allerdings nicht
möglich.

Lösung und Alternativen

Der Eingriff kann bei ähnlich guter Übersicht und Einfachheit der Repositionsmanöver auch in Rückenlage oder Halbseitenlage durchgeführt werden. Unterarm und Hand werden beweglich abgedeckt,
über einen auf der Tischgegenseite montierten gepolsterten Beinhalter
gelagert und vom Assistenten gehalten (Abb. 1). Hierbei ist auf Rotationsfehlstellungen besonders zu achten. Mit dieser Form der Lagerung

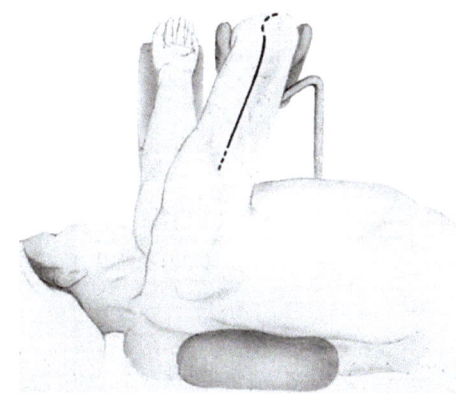

Abb. 1. Kann der Patient für
den dorsalen Zugang zum
Oberarm nicht in Bauchlage
gebracht werden, so wird
der Arm in Rücken- oder
Halbseitenlage über einen
auf der Tischgegenseite
montierten Beinhalter gelagert.

0

ist der Eingriff auch beim thorax- oder mehrfachverletzten Patienten durchführbar.

Weiterführende Tips

→ Oberarmfraktur, Kondylenplatte.

Verfasser

B.C. Heinz

Literatur

Maurer H, Winker KH (1995) Operative Strategie, Zugangswege und Arbeitsschritte: Verletzungen und Frakturen am Oberarm 1. Teil. Akt Traumatol 25:A1–8

Oberschenkel, Defektdeckung

Ziel

Verschluß des Weichteildefektes bei offenen Frakturen und Sanierung von chronischen Infekten im Bereich des distalen Oberschenkels.

Problem

Im Rahmen der Behandlung von offenen Frakturen steht die Rekonstruktion des Weichteilmantels eindeutig im Vordergrund. Bei der posttraumatischen Osteitis stellt das Einbringen von vitalem, gut durchblutetem Muskelgewebe in das betroffene Areal nach wie vor einen wesentlichen Bestandteil des therapeutischen Konzeptes dar. Am distalen Oberschenkel sind aber die Möglichkeiten eines gestielten lokalen Muskellappens begrenzt, insbesondere dann, wenn der proximal gestielte Gastrocnemius-Muskellappen aufgrund der ventralen Defektausbreitung nicht lang genug erscheint und der Tensor-fasciae-latae-Lappen nicht weit genug nach distal reicht.

Lösung und Alternativen

Bei dem Musculus biceps femoris handelt es sich um einen segmental versorgten, zwei-köpfigen Kniebeuger aus der ischiokruralen Muskelgruppe. Der lange Kopf zieht vom Tuber ischiadicum bis zum Fibulaköpfchen. Der „reversed" oder distal gestielte Biceps-femoris-Lappen findet bisher in der chirurgischen Literatur wenig Berücksichtigung. Der Transfer des Musculus biceps femoris wird im Sinne eines zweizeitigen Vorgehens als lokaler Schwenklappen durchgeführt. Im Rahmen des ersten Eingriffes, für den der Patient sich in Bauchlage befindet, werden über einen separaten, dorsalen Zugang der Muskel und seine segmental einstrahlenden Gefäße dargestellt und proximal abgesetzt (Abb. 1). Die anatomische Nähe des N. ischiadicus und des N. peroneus communis sollten nicht außer acht gelassen werden (Abb. 2). Der Drehpunkt wird so festgelegt, daß eine ausreichende Länge zur Defektdeckung gewonnen wird, ohne Beeinträchtigung des am kräftigsten ausgebildeten Gefäßstiels der distalen Gruppe („minor pedicle"). Die weiter proximal gelegenen Gefäße, v. a. der dominante Gefäßstiel – die erste Perforans der A. femoris profunda – müssen ligiert werden.

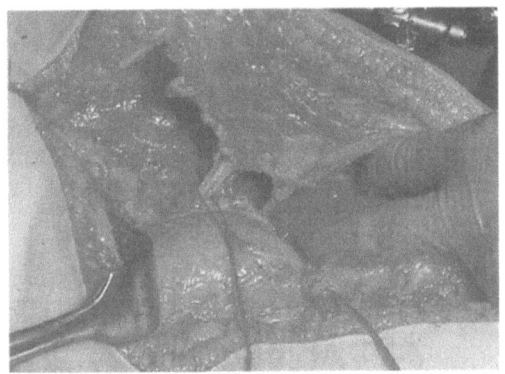

Abb. 1. Intraoperatives Photo der segmentalen Gefäßversorgung.

Nach zwei bis fünf Tagen erfolgt der zweite Teil des Eingriffes; hierbei wird der Patient in Seitenlage gelagert. Nach Wiedereröffnung des dorsalen Zuganges wird die Inspektion des Lappens durchgeführt und avitale Lappenanteile, v. a. an der Lappenspitze, reseziert. Unter Vermeidung einer Torsion des Gefäßstieles wird der „reversed" Biceps-femoris-Lappen unter dem Tractus iliotibialis hindurch in die Defektzone gelegt (Abb. 3). Mit einzelnen Fasziennähten wird der Muskelbauch locker fixiert.

Die perioperative medikamentöse Therapie beschränkt sich auf eine Antibiogramm-gerechte Antibiose und die intra- sowie postoperative Gabe von 500 ml Hydroxyäthylstärke 10%, die jeweils bis zum 5. post-

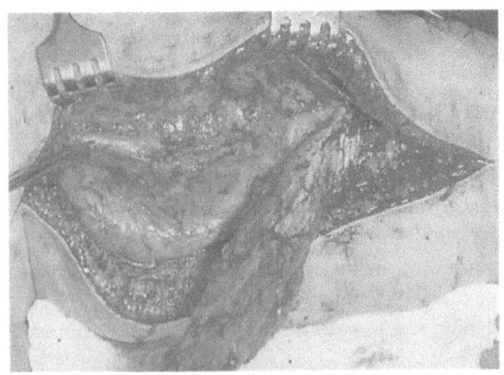

Abb. 2. Proximal abgelöster M. biceps femoris; die Pinzette deutet auf den N. ischiadicus.

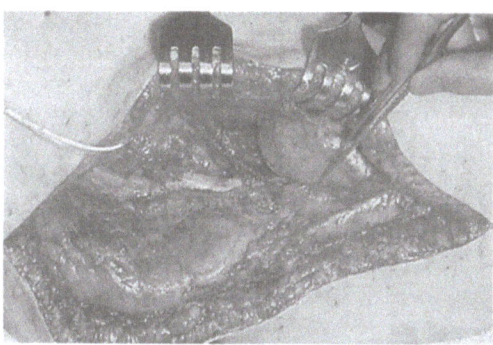

Abb. 3. Nach ventral durchgezogener Muskelbauch (Pinzette).

operativen Tag fortgesetzt wird. Zusätzlich erfolgt eine handelsübliche Thromboseprophylaxe. Technisch ist der beschriebene Muskellappen leicht zu transponieren. Der Verschluß der Haut über dem Hebedefekt gelingt meist primär.

Es handelt sich hier um ein technisch einfaches Verfahren, zumal der funktionelle Verlust des M. biceps femoris, bei Unversehrtheit der restlichen ischiokruralen Muskulatur, keine wesentliche Funktionsminderung, insbesondere keine laterale Knie-Instabilität, mit sich bringt. Da der abgelöste Muskel im weiteren Verlauf ca. 50 % seines Gesamtvolumens verliert, sind kosmetische Probleme, die durch ein Auftragen des Lappens entstehen können, zu vernachlässigen (Abb. 4). Die Entscheidung, einen „reversed" Musculus-biceps-femoris-Lappen zur Defektdeckung zu verwenden, kann sicherlich nur im Einzelfall und in Ab-

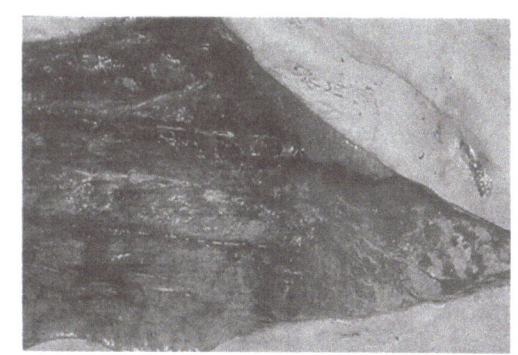

Abb. 4. Intraoperativer Situs bei ME. Vitaler, geschwenkter Muskelbauch ist im rechten unteren Bildquadranten anhand des Faserverlaufes zu erkennen.

hängigkeit von der spezifischen Situation und Erfahrung, schon aufgrund der Vielzahl an alternativen Behandlungsformen, gefällt werden. Bedauerlich ist auch, daß die Frage bezüglich Verwendbarkeit des M. biceps femoris häufig erst intraoperativ geklärt werden kann, da der Gefäßstiel und der Drehpunkt sehr unterschiedlich ausfallen können. Auch die präoperative Angiographie verleiht dem Operateur diesbezüglich keine endgültige Sicherheit. Da dieser Eingriff nicht sonderlich zeitaufwendig ist und keine wesentliche Belastung für den Patienten darstellt, scheint diese präoperative Unsicherheit aber vertretbar, bevor man den Weg des aufwendigeren freien Lappens oder der offenen Segmentverschiebung wählt.

Weiterführende Tips
→ Kollagenvlies, antibiotikahaltiges.

Verfasser
C.H. Siebert

Literatur
McCraw JB, Arnold PG (1986) McCraw and Arnold's Atlas of Muscle and Musculocutaneous Flaps. Hampton Press, Norfolk, VA., S. 377–389

Quaba AA, Chapman R, Hackett MEJ (1988) Extended application of the biceps femoris musculocutaneous flap. Plast Reconstr Surg 81:94–105

Siebert CH, Höfler HR, Bruns J, Hansis M (1996) Der „reversed" M. biceps femoris Lappen zur Defektdeckung am distalen Oberschenkel. Chirurg 67:1188–1192

Oberschenkelfraktur, Rotationsfehlstellungen

Ziel

Klinische und radiologische Hinweise zur Vermeidung von Rotationsfehlstellungen bei der Osteosynthese von Oberschenkelschaftfrakturen.

Problem

Gedeckte Techniken der Versorgung von Oberschenkelschaftfrakturen, wie die Marknagelung oder die neuerdings entwickelten minimal invasiven Methoden (z. B. durchgeschobene Plattenosteosynthese), bergen ein relativ erhöhtes Risiko von postoperativen Rotationsfehlstellungen. Aber auch die „Standard"-Plattenosteosynthese ist trotz der offenen Reposition und der Möglichkeit, sich direkt an anatomischen Strukturen zu orientieren, nicht frei von derartigen Problemen.

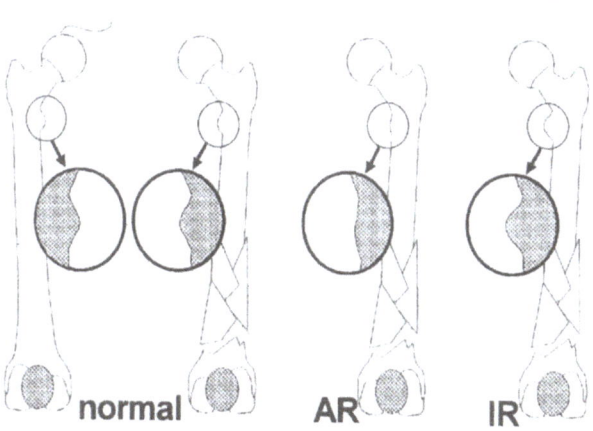

Abb. 1. Konturvergleich des Trochanter minor: Präoperativ wird der Trochanter minor der kontralateralen Seite mit dem Bildverstärker bei streng nach ventral zeigender Patella abgebildet und im Bildspeicher gehalten. Bei korrekt eingestellter Rotation entspricht das auf der operierten Seite in gleicher Technik gewonnene Profil des Trochanter minor genau dem Muster der Gegenseite (normal). Außen- oder Innenrotationsfehlstellungen weisen jeweils charakteristische, abweichende Abbildungsprofile auf. AR = Außenrotationsfehlstellung, IR = Innenrotationsfehlstellung.

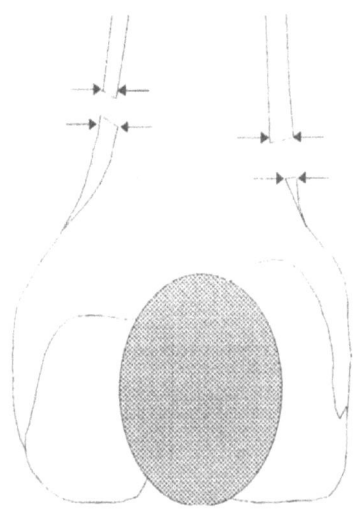

Abb. 2. Kortikalissprungzeichen: Die unterschiedlich abgebildete Breite der Kortikalis des proximalen und distalen Hauptfragmentes zeigt einen Rotationsfehler auf.

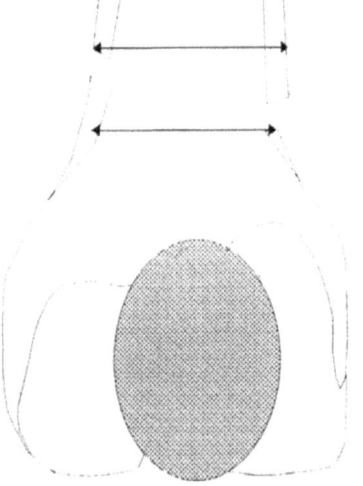

Abb. 3. Durchmesserdifferenzzeichen: Wegen der querovalen Querschnittskonfiguration der distalen Femurdia- und -metaphyse wird bei einer Rotationsfehlstellung der Querdurchmesser des proximalen und distalen Hauptfragmentes in unterschiedlicher Ausdehnung abgebildet.

Lösung und Alternativen

Mit einer entsprechend angepaßten Technik kann das Risiko von postoperativen Rotationsfehlstellungen eingeschränkt und minimiert werden. Das einfachste Verfahren ist der klinische Rotationsvergleich: Präoperativ wird der Rotationsumfang des gesunden kontralateralen Hüftgelenkes bei gebeugter Hüfte und gebeugtem Knie oder gestreckter Hüfte und gebeugtem Knie untersucht. Intraoperativ wird nach Reposition und vorläufiger Fixierung vorsichtig der Rotationsumfang im Hüftgelenk bestimmt und mit dem präoperativ ermittelten Wert der Gegenseite verglichen.

Neben dem klinischen Vergleich besteht die Möglichkeit, radiologisch einen Konturvergleich des Trochanter minor durchzuführen (Abb. 1). Hierzu wird präoperativ der Trochanter minor der kontralateralen Seite mit dem Bildverstärker bei streng nach ventral zeigender Patella abgebildet und im Bildspeicher gehalten. Bei korrekt eingestellter Rotation entspricht das auf der operierten Seite in gleicher Technik gewonnene Profil des Trochanter minor genau dem Muster der Gegenseite. Außen- oder Innenrotationsfehlstellungen weisen jeweils charakteristische, abweichende Abbildungsprofile auf.

Bei distalen Femurfrakturen besteht zusätzlich noch die Möglichkeit, über das sogenannte Kortikalissprungzeichen, d. h. die unterschiedlich abgebildete Breite der Kortikalis des proximalen und distalen Hauptfragmentes intraoperativ radiologisch einen Rotationsfehler nachzuweisen (Abb. 2). Dies ist auch möglich über das sogenannte Durchmesserdifferenzzeichen, d. h. den wegen der querovalen Querschnittskonfiguration des distalen Femurs unterschiedlich abgebildeten Querdurchmesser des proximalen und distalen Hauptfragmentes (Abb. 3).

Weiterführende Tips

→ Marknagel, Rotationsfehlstellung, Korrektur.

Verfasser

B.C. Heinz

Literatur

Krettek C, Schandelmaier P, Tscherne H (1996) Distale Femurfrakturen: Transartikuläre Rekonstruktion, perkutane Plattenosteosynthese und retrograde Nagelung. Unfallchirurg 99:2 – 10

Operateur, Kontaminations-/Verletzungsschutz

Ziel

Es gilt, das Verletzungsrisiko während eines operativen Eingriffes für den Arzt/das Pflegepersonal zu reduzieren, ohne Fingerfertigkeit und Wahrnehmung zu beeinträchtigen.

Problem

Gerade im Zeitalter von AIDS und Hepatitis C stellt die intraoperative Verletzung des Arztes ein zunehmendes Risiko dar. Diese berufsbedingten Infektionen hat man im Bereich der Knochenchirurgie durch die Verwendung von 2 Paar Handschuhen bereits versucht zu reduzieren. Das Risiko kann u. a. durch laborchemische Untersuchungen des Patienten im Vorfeld vermindert werden, bedarf aber entsprechender Überzeugungsarbeit, da diese Kontrolle in Deutschland aufklärungspflichtig ist. Das Restrisiko für den Operateur, aber auch für den berufsgenossenschaftlichen Versicherungsträger, wäre durch widerstandsfähigere OP-Handschuhe weiter zu reduzieren.

Lösung und Alternativen

Auch bei der Verwendung von 2 übereinander angezogenen Paaren von Operationshandschuhen kommt es z. B. bei endoprothetischen Eingriffen in über 20 % der Eingriffe zu einer Blutkontamination im Bereich der Hände im Sinne einer Perforation. Der Paraderm® Schutzhandschuh (Vigard Medical Products) besteht aus geflochtenen Polyethylen-Fasern und ist laut Hersteller somit bei Schnittverletzungen, jedoch nicht bei Nadelstichläsionen, widerstandsfähiger als normale Handschuhe. Untersuchungen haben gezeigt, daß man mit diesem Unterziehhandschuh (zwischen den üblichen 2 Paar Handschuhen angezogen) die Perforationsrate im Bereich des inneren Handschuhes signifikant senken kann. Eine Verschlechterung des Tastsinnes wurde bei der klinischen Erprobung nicht bemängelt. Die zusätzliche Sicherheit durch den Einsatz von Paraderm® darf aber nicht zu einem sorglosen Einsatz der Hände führen, welches wiederum die Verletzungsgefahr erhöhen würde.

Weiterführende Tips
→ Operationshandschuhe, Strahlenschutz;
→ Inzisionsfolie, Anwendung.

Verfasser
C.H. Siebert

Literatur
Sutton P, Greene T, Howell FR (1998) The protective effect of a cut-resistant glove liner. J Bone Joint Surg 80-B:411 – 413

Operationshandschuhe, Strahlenschutz

Ziel

Mit entsprechenden Operationshandschuhen kann die Strahlengefährdung beim Operieren reduziert werden.

Problem

Bei vielen operativen Maßnahmen in der Traumatologie kommt ein Bildwandler zwecks röntgenologischer Darstellung, z. B. des Repositionsergebnisses, zur Anwendung. Dabei befinden sich die Hände des Operateurs trotz modernster Technik, aktivem und passivem Strahlenschutz viel zu häufig im Strahlungsfeld. Es gilt, die Gefahr i. S. von Kumulationsschäden im Rahmen langjähriger Tätigkeit zu minimieren.

Lösung und Alternativen

Zum Schutz der Hände gegenüber Röntgenstrahlen, sei es in Form von direkter Einstrahlung oder Streustrahlung, bietet die Industrie bleihaltige Handschuhe an. Diese Handschuhe, wie z. B. der „Perry Radiation Attenuation Glove" (Smith & Nephew) gewährleisten eine gleichmäßige Abschwächung der Röntgenstrahlen, vergleichbar mit einem 0,1 mm dicken Bleischutz. Bei dem obengenannten Fabrikat sind eingeschlossene Bleipartikel in dem Latex-Handschuh verteilt – also ist Vorsicht bei Latexallergikern geboten. Die Handschuhe sind mit Maisstärke gepudert und aufgrund der verminderten Elastizität relativ steif, so daß sie eine halbe Nummer größer als normal getragen werden sollten. Die anderen üblichen Strahlenschutzmaßnahmen dürfen selbstverständlich aufgrund der Anwendung solcher Handschuhe nicht außer acht gelassen werden.

Weiterführende Tips

→ Durchleuchtung intraoperative, Strahlenschutzhinweise
→ Radiusfraktur distale, Reposition.

Verfasser

C.H. Siebert

Literatur

Helaly P (1992) Operationshandschuhe als Strahlenschutz. Operat Orthop Traumatol 4:73 – 74

OSG-Arthrodese, dorsaler Zugang

Ziel

Durchführung einer Versteifung im Bereich des oberen Sprunggelenkes ohne Höhenverlust, Konturveränderung oder Beeinträchtigung des eventuell noch vorliegenden Wachstumspotentials über einen dorsalen Zugang.

Problem

Bei der konventionellen Arthrodese im Bereich des Sprunggelenkes führt das direkte Aufeinanderstellen der talaren und tibialen Resektionsflächen zu einer Verkürzung der Extremität. Indem der Außenknöchel in die Arthrodese meist einbezogen wird, verändert sich die Sprunggelenkskontur. Bei dieser Konstellation wäre ein weiteres Wachstum aufgrund der entstehenden Achsfehlstellung sogar unerwünscht. Bei offenen Wachstumsfugen wird die Zunahme des Beinlängendefizites somit in Kauf genommen. Also wird bei der klassischen Vorgehensweise bei Jugendlichen das Bein nicht nur aufgrund der OP-Technik, sondern auch durch die Zerstörung der Wachstumszone in einem z. T. nicht unerheblichem Maße verkürzt.

Lösung und Alternativen

Der Patient befindet sich in Bauchlage. Der dorsale Zugang erfolgt mit z-förmiger Durchtrennung der Achillessehne. Mittels Meißel (oder Säge) wird die sparsame Resektion der Gelenkfläche senkrecht zur Achse der Tibia durchgeführt. Dabei wird die Epiphysenfuge verschont, Außen- und Innenknöchel bleiben erhalten. Je nach Wunsch des Operateurs wird das Sprunggelenk in Neutralstellung oder leichter Plantarflexion eingestellt (Abb. 1). Anstatt nun die Resektionsflächen direkt aufeinander zu stellen und eine Verkürzung von 2–3 cm in Kauf zunehmen, wird ein spongiöses Bett (inklusive Gelenkflächen der Malleolen) für bikortikale Beckenspäne vorbereitet. Die Höhe der Späne wird so bestimmt (mit Knochenspreizer oder Meißel), daß sie nach Distraktion zwischen den Resektionsflächen nur mit Mühe eingebracht werden können und unter Spannung/Kompression primär stabil sind. Die Kollateralbänder stellen das Widerlager oder die Zuggurtung dar. Falls die

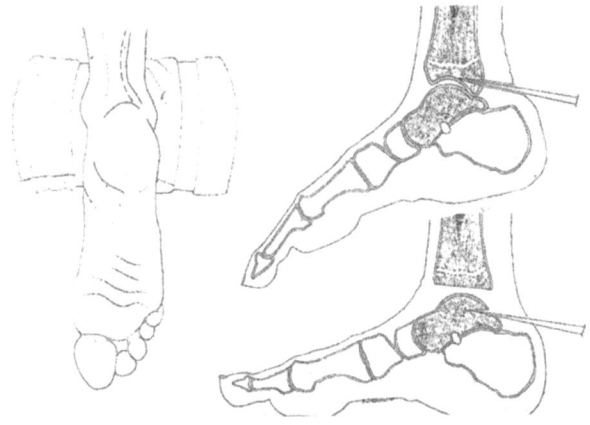

Abb. 1. Lagerung der unteren Extremität (links) und Resektion der Gelenkflächen des oberen Sprunggelenkes im Bereich der Tibia (rechts oben) und des Talus (rechts unten).

Stabilität nicht ausreichend erscheint, kann ein Steinmann-Nagel von plantar eingebracht werden (Abb. 2). Die Erstautoren beschreiben eine zusätzliche Stabilisierung mittels Oberschenkel-langem Gips, wobei eine Fixateur-externe-Klammer auch vorstellbar wäre. Die kortikalen Flächen der einzubringenden Späne stehen vertikal, so daß ein möglichst großer spongiöser Kontakt entsteht. Teilbelastung wird erst mit beginnender Durchbauung (oder Nagelentfernung) im Unterschenkelgehgips gestattet.

Die Beschreibung der Alternativverfahren würde in Anbetracht der Vielzahl an OP-Techniken den Rahmen dieses Werkes sprengen. Neben

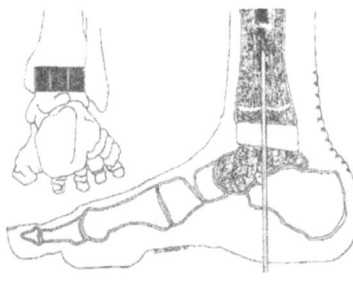

Abb. 2. Einbringen von bikortikalen Knochenspänen unter Distraktion zwischen den Resektionsflächen (links). Stabilisierung mit einem von plantar eingebrachten Steinmann-Nagel. In der Seitenansicht ist die tibiale Wachstumsfuge gut abgrenzbar (rechts).

unterschiedlichen Zugängen, Resektionstechniken und osteosynthetischen Stabilisierungen bietet die Literatur von minimal-invasiven, arthroskopisch gestützten Arthrodesen bis zur OSG-Prothese zur Zeit al-
les an – die Suche nach der „perfekten Technik" scheint noch nicht
abgeschlossen zu sein. Die dargestellte Variante stellt sicherlich nur
einen Ergänzung dieser Palette dar.

Weiterführende Tips
→ Talusdestruktion, TCNC-Arthrodese;
→ Spongiosaentnahme, hinterer Beckenkamm.

Verfasser
C.H. Siebert

Literatur
Campbell P(1990) Arthrodesis of the ankle with modified distraction – compression and bone-grafting. J Bone Joint Surg 72-A:552–556

OSG-Arthroskopie, Gelenkdistraktion

Ziel

Vorstellung eines einfachen, nicht-invasiven Verfahrens zur Distraktion im Bereich des oberen Sprunggelenkes, um die Übersicht bei der Arthroskopie zu verbessern.

Problem

Das obere Sprunggelenk ist im Sinne der endoskopischen/arthroskopischen Darstellung schon längst „erschlossen". Probleme bereitet weiterhin die eingeschränkte Übersicht im Bereich dieses Gelenkes. Distraktion unter zu Hilfenahme eines Fixateur-Systems, wie z. B. von Guhl beschrieben, stellt eine Ausweitung des Eingriffes dar, die gelegentlich mehr Probleme als die eigentliche Arthroskopie bereitet. Es mangelt an einer billigen, schnellen, abrutschsicheren und einfachen Möglichkeit der Gelenkdistraktion.

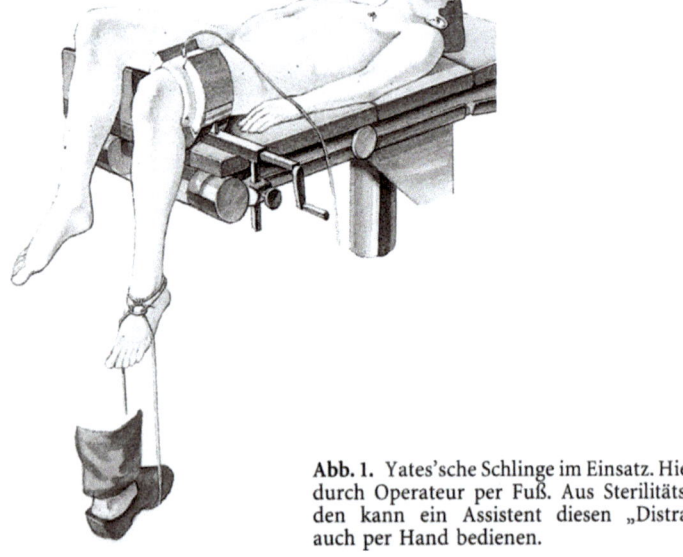

Abb. 1. Yates'sche Schlinge im Einsatz. Hier Zug durch Operateur per Fuß. Aus Sterilitätsgründen kann ein Assistent diesen „Distraktor" auch per Hand bedienen.

Lösung und Alternativen

Die sterile Abdeckung erfolgt in Anlehnung an das Vorgehen für die Knie-Arthroskopie. Eine Blutleere kann zur Anwendung kommen. Die Zehen werden „eingetütet". Als Vorbereitung erfolgt das Knoten einer mittelständigen Schlaufe in ein steriles Seil oder Binde. Die Schlaufe kommt ventral des Sprunggelenkes auf dem Fußrücken in Höhe des Talushalses zu liegen. Die Enden werden jeweils einmal von links und einmal von rechts um den Fuß nach hinten herumgelegt, um dann ventralseitig wieder durch die Schlaufe geführt zu werden (Yates'sche Schlinge). So wird ein Abrutschen der Schlaufe verhindert, da diese sich unter vermehrter Kraftanwendung vornehmlich zuzieht. Unter der Fußsohle können die beiden Enden zu einem Griff für den Assistenten verknotet werden oder auf dem Boden als „Fußschalter" fungieren (Abb. 1). Durch das obengenannte Vorgehen werden die Portale in Höhe des Gelenkspaltes nicht beeinträchtigt (Abb. 2).

Die rein manuelle Vorgehensweise ist für den Assistenten aufgrund des wässrigen Milieus und der Abrutschgefahr deutlich schwieriger. Die Fixateur-externe-Anlage stellt weiterhin das Alternativverfahren dar.

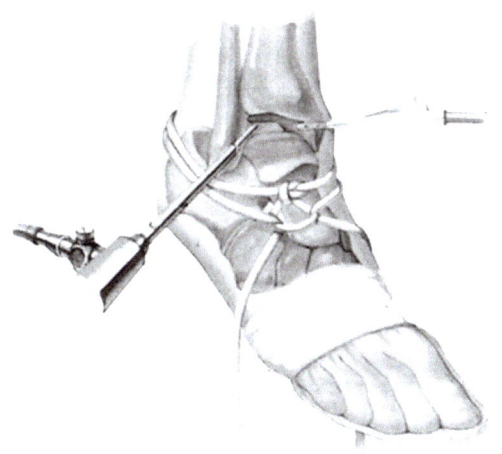

Abb. 2. Schlaufenführung im Verhältnis zu den Arthroskopie-Portalen.

Weiterführende Tips

→ Gelenkinfekt, arthroskopisches Vorgehen;
→ Gelenkempyem, Jet-Lavage.

Verfasser

C.H. Siebert

Literatur

Guhl JF (1988) Ankle arthroscopy – Pathology and surgical techniques. Slack, New York, S. 49–62

Kohn D (1995) Arthroskopie. In: Bauer R, Kerschbaumer F, Poisel S. Orthopädische Operationslehre – Becken und untere Extremität. Teil 2. Thieme-Verlag, Stuttgart New York. S. 461–468

Yates CK, Grana WA (1988) A simple distraction technique for ankle arthroscopy. Arthroscopy 4:103–105

Osteitis, Teicoplanin-PMMA-Stab

Ziel

Herstellung eines Teicoplanin-PMMA-Stabes zur temporären Implantation bei Osteitis.

Problem

Die Anwendung von Gentamicin-PMMA-Ketten ist in der Behandlung von Knochen- und Weichteilinfektionen ein verbreitetes und anerkanntes Therapieprinzip. Beim Einsatz stößt man aber bei Pininfekten oder Infektionen der Markhöhle trotz spezieller Instrumentarien an technische Grenzen, weil das Einbringen entlang der schmalen Kanäle nicht gelingt. Nach bindegewebiger Einscheidung der einzelnen Kugeln ist die Entfernung zudem oft nur unter Mühen möglich.

Lösung und Alternativen

Es können jeweils den Erfordernissen der Anwendung angepaßte PMMA-Stäbe selbst hergestellt werden. Unter Verwendung des Glykopeptidantibiotikums Teicoplanin ergeben sich unter Umständen zusätzliche infektiologische Vorteile. Als Gußform wird hierbei ein der Länge nach geschlitzter Drainageschlauch verwendet, der etwas dünner als der vorgesehene Implantationsort sein muß und bereits die Länge des herzustellenden Stabes aufweisen muß. In den Schlauch eingelegt wird ein verdrillter Zuggurtungsdraht, dessen Durchmesser dem herzustellenden Stab angepaßt werden muß und zwischen 0,1 und 0,5 mm liegen sollte. In den so vorbereiteten Schlauch wird nun das 5%ige Teicoplanin-PMMA-Gemisch (1 g auf 20 g) eingebracht. Dies muß der Schlauchinnenwand überall glatt anliegen. Der Schlitz wird verschlossen und der Stab nun vor dem Aushärten in die gewünschte Form gebracht (z. B. entsprechend der Markhöhle am Unterschenkel). Derart hergestellte Teicoplanin-PMMA-Stäbe sind vielseitig verwendbar (Abb. 1).

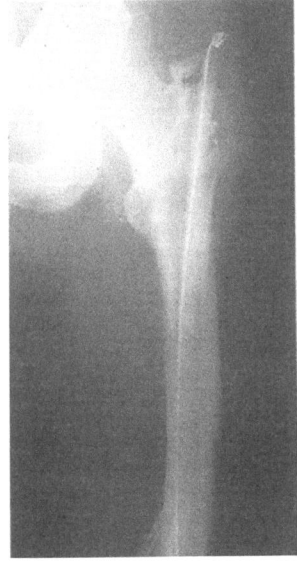

Abb. 1. Proximaler Anteil eines selbst hergestellten, in das Femur implantierten Teicoplanin-PMMA-Stabes bei Markraumphlegmonen
nach drittgradig offener Oberschenkelfraktur.

Weiterführende Tips
→ Markraumphlegmone, Aufbohrung.

Verfasser
B.C. Heinz

Literatur
Weiß E, Forke L, Wuttke M (1996) Herstellung eines Teicoplanin-PMMA-Stabes
zur temporären Implantation bei Osteitis. Akt Traumatol 26:213–215

Ostitis necroticans pubis, operative Therapie

Ziel

Darstellung einer einfachen Operationstechnik für therapieresistente Verläufe der Ostitis pubis, die bei der Resektion der Symphyse die Stabilität des Beckenringes nicht gefährdet.

Problem

Entzündliche Veränderung der Symphyse können ca. 4 – 12 Wochen nach urologischen oder gynäkologischen Operation, nach Entbindung oder Trauma auftreten. Klinisch werden die Patienten durch Schmerzen im Bereich der Symphyse, gelegentlich mit Ausstrahlung in die Leistengegend, aber auch durch Temperaturanstieg und pathologische Veränderung der Entzündungsparameter auffällig. Im radiologischen Verlauf zeigen sich Demineralisierung, Arrosionen der Symphyse und Vergrößerung des Symphysenspaltes, gefolgt von reparativen Prozessen. Der Verlauf ist meist gutartig (Wochen bis Monate) und kann mit Antiphlogistika gemildert werden. Nur in Einzelfällen heilt die sogenannte Pierson'sche Krankheit oder abakterielle Ostitis necroticans pubis nicht aus. Für diese Fälle kann eine Keilresektion der Symphyse notwendig sein.

Lösung und Alternativen

Falls die z. T. immobilisierenden Beschwerden mit belastungsabhängigen Schmerzen und Gangbildveränderung unter einer mindestens 6monatigen konservativen Therapie nicht abklingen, ist als Ultima ratio eine operative Maßnahme in Erwägung zu ziehen. Es gilt, daß entzündlich verändertes Gewebe der Symphyse zu entfernen, ohne die Stabilität des Beckenringes zu kompromitieren.

Nach Einlegen eines Dauerkatheters wird in Rückenlage über einen ca. 10 cm langen Pfannenstielschnitt die Faszie des Rectus abdominis dargestellt (Abb. 1). Es wird im Verlauf der Linea alba eröffnet und auf die Symphysis pubis eingegangen. Die Mm. rectus abdominis und pyramidalis werden soweit desinseriert, daß der Knochen über eine Distanz von 2 cm in beide Richtungen (von der Symphyse aus gesehen) freiliegt. Über eine möglichst subperiostale Darstellung wird die obere und dor-

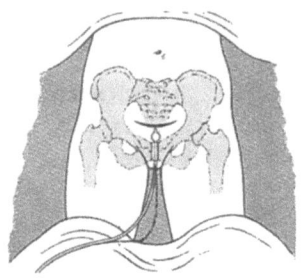

Abb. 1. Lagerung, Abdeckung und Schnittführung bei liegendem Urinkatheter.

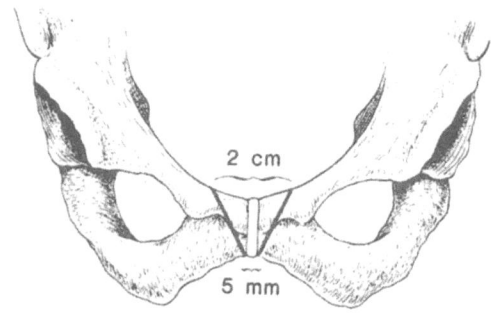

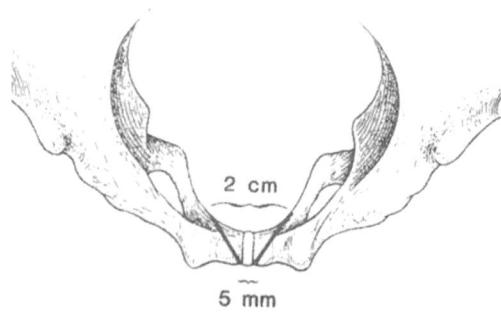

Abb. 2. Graphische Darstellung der Keilresektion der Symphysis pubis in der frontalen Ansicht (oben) und Aufsicht von kranial (unten). Man beachte v. a. die Gestaltung des Keiles bei vollständiger Entfernung der Symphyse.

sale Fläche der Symphyse freigelegt. Der ventrale Aspekt mit seinen Muskelansätzen (Adduktoren) und die Lig. pubicum superius et inferius oder Lig. arcuatum pubis sollten geschont werden. Unter entsprechendem Schutz der Weichteile wird mit einer oszillierenden Säge die Symphyse trapezförmig ausgeschnitten, wobei die ventrale Kortikalis intakt bleibt. Die Basis des Keiles kommt kranial und posterior zu liegen, während die Spitze kaudal und anterior mit einer Breite von ca. 0,5 cm entsteht (Abb. 2). Die Symphyse wird somit in toto entfernt und zur histologischen Aufarbeitung weitergeleitet. Nach Blutstillung erfolgt der schichtweise durchgeführte Wundverschluß.

Die ersten 2 Wochen nach der Operation wird der Patient im Sinne des Kreuzganges an Unterarmgehstützen mobilisiert. Eine externe Stabilisierung ist nicht erforderlich. Eine begleitende Antibiose und Thromboembolieprophylaxe ist zu befürworten.

In diesem Zusammenhang sei noch einmal darauf hingewiesen, daß die dargestellte Operation nur bei Versagen aller konservativen Therapiemaßnahmen über einen ausreichenden Zeitraum bei anhaltenden, ausgeprägten Beschwerden indiziert ist.

Weiterführende Tips

→ Azetabulumfraktur, primäre TEP;
→ Beckenringverletzung, Notfallversorgung.

Verfasser

C.H. Siebert

Literatur

Grace JN, Sim FH, Shives TC, Coventry MB (1989) Wedge resection of the symphysis pubis for the treatment of osteitis pubis. J Bone Joint Surg 71-A: 358–364

Patellaquerfraktur, externe Stabilisierung

Ziel

Die vereinfachte, minimal invasive, externe Stabilisierung von Patellaquerfrakturen kombiniert die Möglichkeiten eines weichteilschonenden Vorgehens mit einer frühfunktionellen Nachbehandlung.

Problem

Patellaquerfrakturen, die im Rahmen von Anpralltraumen entstehen, sind naturgemäß mit Weichteilschäden assoziiert. Bei geringer Dislokation (< 2 mm) kann eine Gipsruhigstellung bevorzugt werden, wobei eine Einsteifung des Kniegelenkes zu befürchten ist. Für eine funktionelle Nachbehandlung sollte der Kontakt der beiden Hauptfragmente gesichert werden. Falls eine Kompromitierung des Weichteilmantels vorliegt, kann die Versorgung im Sinne der klassischen Zuggurtungsosteosynthese problematisch sein. Auch eine transossäre Pinlage, z. B. bei einem AO-Fixateur, könnte bei verletztem Weichteilmantel zu einer Osteitis führen.

Lösung und Alternativen

Die Versorgung einer Patellaquerfraktur gelingt üblicherweise mittels Kirschner-Drähten und Draht-Cerclage. Als Alternative ist auch u. a. die Verwendung eines AO-Fixateurs mit jeweils einem Steinmann-Pin im proximalen und distalen Fragment mit äußerer Klammer beschrieben worden. Bei ausgeprägten Weichteilschäden oder gar offenen Patellafrakturen kann das beschriebene minimal-invasive, weichteilige Vorgehen Vorteile im Sinne eines reduzierten Infektrisikos bieten. Falls eine geschlossene Reposition nicht gelingt, erfolgt bei unveränderter Art der Frakturstabilisierung im Rahmen des Eingriffes die offene Frakturversorgung.

Anstelle der üblichen Draht-Cerclage werden durch den Quadrizepssehnenansatz und den Ursprung des Lig. patellae Kirschner-Drähte knochennah plaziert. Medial und lateral werden die Drähte dann verspannt und mit einer Klammer versehen (Abb. 1). Die Fraktur wird so unter Kompression gebracht. Bei der intraoperativen Mobilisation des Kniegelenkes nach Abschluß der Versorgung darf keine Sekundärdislo-

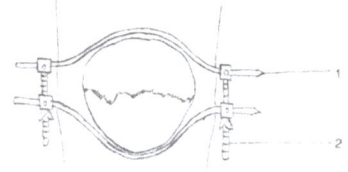

Abb. 1. Anlage der äußeren Klammer. Knochennah plaziert K-Drähte (1) werden medial und lateral unter Kompression (2) gebracht.

kation nachweisbar sein. Im Gegensatz zu anderen Verfahren entstehen bei dieser Vorgehensweise keine weiteren knöchernen Läsionen.

Bei radiologisch dokumentierter Frakturkonsolidierung (ca. 4 Wochen) können die Klammern gelöst und die Drähte ohne Narkose aus den Weichteilen exstirpiert werden. In Ergänzung zu den von den Autoren primär beschriebenen Einsatzmöglichkeiten, scheint diese Vorgehensweise auch als minimal-invasive Versorgung von einfachen, geringgradig dislozierten Patellaquerfrakturen eine faszinierende Alternative zur Gipsruhigstellung oder zu invasiverem Vorgehen darzustellen. Die Fragmente wären so unter Kompression zu bringen und die Verletzung könnte funktionell nachbehandelt werden. Bei offenen Frakturen kann ein solches Vorgehen das Infektrisiko einer operativen Versorgung minimieren.

Weiterführende Tips

→ Knieverletzung, radiologische Darstellung;
→ Patellektomie partielle, Rekonstruktion des Streckapparates.

Verfasser

C.H. Siebert

Literatur

Quan-Yi L, Jia-Wen W (1987) Fracture of the patella treated by open reduction and external compressive skeletal fixation. J Bone Joint Surg 69-A:83 – 89

P

Patellarsehne, augmentierte Rekonstruktion

Ziel

Die Naht/Rekonstruktion der Patellarsehnen sollte durch eine Augmentation bis zur Heilung so geschützt werden, daß eine frühfunktionelle Nachbehandlung dieser Verletzung ermöglicht wird.

Problem

Die Ruptur des Strecksehnenapparates des Kniegelenkes stellt eine seltene, aber schwerwiegende Verletzung dar. Die Nachbehandlung einer Versorgung im Bereich des Ligamentum patellae gestaltet sich aufgrund der hohen Rerupturgefahr mühsam. Es werden häufig Einsteifung des Gelenkes und Streckdefizite im Zusammenhang mit langen Ruhigstellungszeiten beobachtet.

Lösung und Alternativen

Da die Ruptur der Kniescheibensehnen auf meist degenerativen Veränderungen, gelegentlich im Zusammenspiel mit Kortisoninjektionen, beruht, läßt die reine Naht der Rupturstelle einiges zu wünschen übrig. Um die Ruhigstellungsdauer zu minimieren, sollte eine Augmentation der Versorgung zur Verbesserung der Primärstabilität erfolgen. Das Leeds-Keio künstliche Band (Neoligaments Ltd.) besteht aus geflochtenem Polyester, weist im Bereich des zentralen, röhrenartigen Geflechtes ein Durchmesser von 11 mm auf und wird primär bei der VKB-Rekonstruktion im anglosächsischen Raum eingesetzt. Das Band ist 60 cm lang und besitzt an den Enden Fixationsvorrichtungen.

Über eine mediale parapatellare Schnittführung erfolgt die Darstellung des Streckapparates vom Quadrizepssehnenansatz bis zur Tuberositas tibiae. Das Band wird proximal entlang der Patella durch die Quadrizepssehne gefädelt und im Sinne einer 8er Tour über die Kniescheibe geführt (Abb. 1). Das Band wird dann randständig entlang der Kniescheibensehne gefädelt und mit in die nahttechnische Versorgung der Rupturstelle inkorporiert. Durch einen Bohrkanal 1 cm posterior der Tuberositas wird der mediale Schenkel verankert und nach lateral geführt. In entsprechender Vorspannung (Röntgenkontrolle im Seitenvergleich!) bei 20° Kniebeugung werden die beiden Bandenden lateral

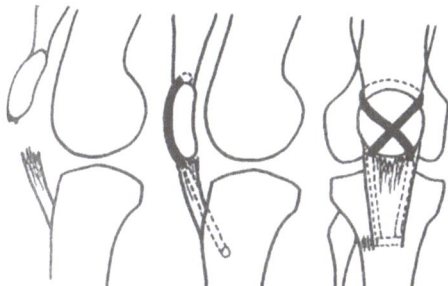

Abb. 1. Rekonstruktionsprinzip mit Einbindung der Patella in das Flechtwerk.

verknotet und miteinander vernäht. Ein vergleichbares Vorgehen ist natürlich auch z. B. mit einem 10 mm PDS-Band (Ethicon) vorstellbar. Für die frühfunktionelle Nachbehandlung geben die Erstautoren eine sofortige Freigabe im Sinne einer passiven Beweglichkeit von 0° bis 90° Flexion an. Teilbelastung sei unter Verwendung einer Orthese ab der 2. postoperativen Woche, Vollbelastung ab der 4. Woche, möglich. Eine vergleichbare Sicherung der Patellarsehnennaht kann auch in klassischer Form durch eine Draht-Cerclage in der Technik von McLaughlin erfolgen. Hier wird aber im Verlauf der Behandlung aufgrund von materialbedingten Weichteilirritationen ein Zweiteingriff zur Materialentfernung häufig erforderlich.

Auf biologischer Basis kann die Augmentation auch mit einem Semitendinosus-Sehnentransplantat erfolgen, wobei eine Verlängerung der OP und Probleme an der Entnahmestelle in Kauf genommen werden.

Weiterführende Tips

→ Quadrizepssehnenansatz, augmentierte Rekonstruktion;
→ Patellarsehnenruptur, Semitendinosus-Augmentation.

Verfasser

C.H. Siebert

Literatur

Fujikawa K, Ohtani T, Matsumoto H, Seedhom BB (1994) Reconstruction of the extensor apparatus of the knee with the Leeds-Keio ligament. J Bone Joint Surg 76-B:200 – 203

Patellarsehnenruptur, Semitendinosus-Augmentation

Ziel

Durch eine biologische Augmentation einer Sehnennaht im Bereich des Lig. patellae soll die Primärstabilität erhöht werden, um die Ruhigstellungsdauer zu reduzieren und ein besseres funktionelles Endergebnis zu erzielen.

Problem

Die Ruptur der Patellarsehne ist eine seltene Verletzung, deren Ursache meist in Veränderungen der Sehne selbst zu suchen ist. Daraus folgt, daß die Qualität des zu nähenden Gewebes einiges zu wünschen übrig läßt. Die unsichere Rekonstruktion führt zwangsläufig zu einer langen Ruhigstellungsdauer und schlechten funktionellen Ergebnissen. Die Augmentation der Sehnennaht mit kräftigem Nahtmaterial oder einer Draht-Cerclage kann, in Abhängigkeit von den Weichteilverhältnissen, ein erhöhtes Infektrisiko und/oder die Notwendigkeit eines Zweiteingriffes mit sich bringen. Diese Probleme wären durch die Verwendung einer „biologischen Augmentation" zu reduzieren.

Lösung und Alternativen

Die Entnahme der Semitendinosus-Sehne ist aus der Kreuzbandchirurgie weitverbreitet. Durch einen kleinen Schnitt direkt über den Pes anserinus oder im Rahmen des primären Zuganges wird die Sehne dargestellt und im Sinne eines freien Sehnentransplantates entnommen. Das Transplantat wird dann durch Bohrkanäle quer durch die Patella sowie in Höhe des Tuberositas tibiae gefädelt und als Schlaufe um die Patellarsehnennaht gelegt (Abb. 1). Eine 8ter Tour wäre aber auch möglich. Die Spannungsverhältnisse müssen individuell, ggf. gemäß seitlichem Röntgenbild bei 30° Flexion im Seitenvergleich, angepaßt werden. Die Semitendinosus-Sehne wird mit sich selbst, aber auch mit dem Lig. patellae vernäht. Eine frühfunktionelle Nachbehandlung kann direkt postoperativ eingeleitet werden.

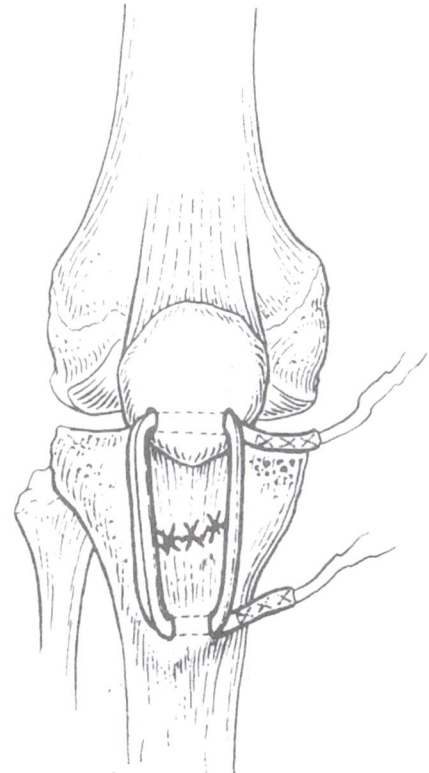

Abb. 1. Graphische Darstellung der Augmentations-Technik. Die Semitendinosus-Sehne wird durch Bohrkanäle im Bereich der Tuberositas tibiae und der Patella gefädelt. Nach Einstellung der Vorspannung werden die beiden Enden miteinander vernäht.

Die Augmentation kann selbstverständlich auch mit resorbierbaren Materialien (z.B. PDS-Kordel) oder nicht-resorbierbaren Materialien (wie z.B. Draht-Cerclage, Leeds-Keio-Band) erfolgen.

Weiterführende Tips

→ Sehnen-Passer, schonend und preiswert;

→ Patellarsehne, augmentierte Rekonstruktion;

→ Patellektomie partielle, Rekonstruktion des Streckapparates.

Verfasser

C.H. Siebert

Literatur

Larson RV, Simonian PT (1995) Semitendinosus augmentation of acute patellar tendon repair with immediate mobilization. Am J Sports Med 23:82–86

Patellektomie partielle, Rekonstruktion des Streckapparates

Ziel

Nach Trümmerbrüchen der Kniescheibe ist das Ziel der Erhalt der noch intakten Gelenkanteile, um weiterhin als Hypomochlion im Streckapparat des Kniegelenkes zu fungieren.

Problem

Die Behandlung von Patellafrakturen mit einer Zertrümmerung des distalen Pols stellt immer noch eine Herausforderung dar. Die Rekonstruktion des Streckapparates des Kniegelenkes steht dabei im Mittelpunkt. Je nach Ausmaß der Zerstörung im Bereich der Gelenkfläche am distalen Patellapol kann die Resektion im Sinne einer partiellen Patellektomie durchaus vorteilhaft sein.

Lösung und Alternativen

Für die Resektion der Fragmente des distalen Patellapols kann der hausübliche Zugang angewandt werden. Unter Erhalt des proximalen Hauptfragmentes sollte möglichst viel der intakten patellaren Gelenkfläche gesichert werden. Die Patellarsehne sollte im Rahmen der Rekonstruktion an die Knorpelfläche distal möglichst approximiert werden. Über transossäre Auszugsnähte, die über der ventralen Fläche des Hauptfragmentes oder wie hier dargestellt über der Patellarsehne verknotet werden, kann ein fester Verbund wiederhergestellt werden (Abb. 1). Aufgrund der Größe des proximalen Fragmentes bietet sich die Fertigung einer intraossären Nut für das Lig. patella als Alternative häufig gar nicht erst an. Danach erfolgt die Rekonstruktion der weichteiligen Anteile des Streckapparates.

Postoperativ ist eine Gipsruhigstellung in Streckstellung für 6 bis 10 Wochen in Abhängigkeit vom intraoperativem Befund meist notwendig. Diese OP-Technik gestattet bei nicht zufriedenstellendem Endergebnis immer noch die vollständige Patellektomie mit dem entsprechenden Kraftverlust des M. quadriceps, bietet aber eine technisch simple Möglichkeit eines Erhaltungsversuches.

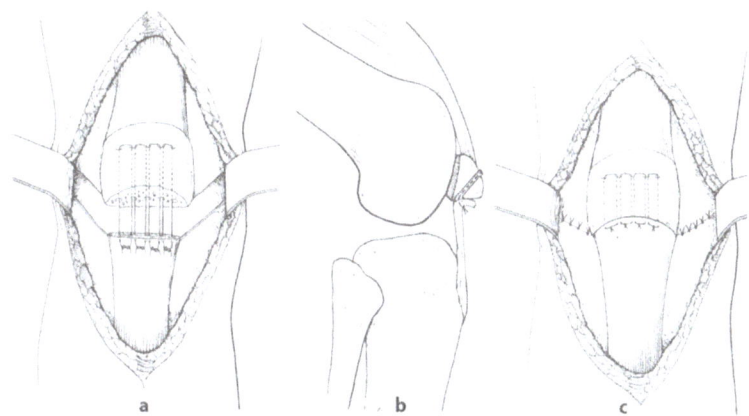

Abb. 1. Nach Resektion der distalen Patella erfolgt die Bildung einer glatten, distalen Fläche am Hauptfragment und die Vorlage der transossären Nähte (**a**). Eine möglichst große Kontaktfläche zwischen Knochen und Lig. patellae ist erwünscht, wobei der Sehnenursprung nah an der Knorpelfläche ansetzen sollte (**b**). In Streckung folgt dann die Rekonstruktion/Naht des Streckapparates (**c**).

Alternativ werden in der Literatur von totaler Patellektomie über Fixateur externe, bis hin zur offenen Reposition und interner Stabilisierung diverse operative Vorgehensweisen angeboten.

Weiterführende Tips
→ Knieverletzung, radiologische Darstellung;
→ Patellaquerfraktur, externe Stabilisierung;
→ Patellarsehne, augmentierte Rekonstruktion;
→ Patellarsehnenruptur, Semitendinosus-Augmentation.

Verfasser
C.H. Siebert

Literatur
Saltzman CL, Goulet JA, McClellan RT, Schneider LA, Matthews LS (1990) Results of treatment of displaced patellar fractures by partial patellectomy. J Bone Joint Surg 72-A:1279–1285

P

Peronealsehnenluxation, Weichteil-technische Versorgung

Ziel

Vorstellung einer einfachen und schonenden Operationstechnik für chronisch rezidivierende Peronealsehnenluxationen. Die Rekonstruktion des Retinaculum superius gelingt ohne Implantate, so daß ein Zweiteingriff entfällt.

Problem

Die primäre, traumatische Peronealsehnenluxation wird in vielen Fällen als fibulare Bandruptur eingestuft, da der Patient nach der spontanen Reposition der Sehnen häufig mit einem vergleichbaren klinischen Befund und ähnlicher Symptomatik vorstellig wird. Somit kann die eigentliche Verletzung leicht übersehen werden. Die insuffiziente Behandlung kann dann zu chronisch-rezidivierenden Luxationen der Peronealsehnen mit anhaltenden Beschwerden und Weichteilschwellung führen. Die bekannten Operationstechniken verändern das knöcherne Profil des Außenknöchels, um so eine bessere Führung der Sehnen zu erreichen. Dies bedarf aber einer aufwendigeren Vorgehensweise, inklusive einer osteosynthetischen Stabilisierung.

Lösung und Alternativen

Der Patient wird in Rückenlage unter Verwendung einer Blutleere steril abgedeckt. Die Schnittführung wird dorsal geschwungen entlang der Fibulaspitze vorgenommen. Die Sehnenscheide und das Retinaculum werden dargestellt. Es wird ein dorsal gestielter Weichteillappen, bestehend aus dem ventralen Ansatz des Retinaculum superius und der entstandenen Luxationstasche, präpariert (Abb. 1, Abb. 2). Am Rand des Gleitlagers wird mittels einer oszillierenden Säge (schmales Sägeblatt) ein flacher Kanal gefertigt, an dessen Ecken mit einem 2,0 mm Bohrer Löcher durch die Gegenkortikalis vorgelegt werden. Die 0er Fäden, mit denen der Weichteillappen an den Ecken armiert worden ist, können durch die Bohrlöcher ausgeleitet werden. Der Lappen wird dann in den knöchernen Schlitz oder Kanal eingezogen. Nun

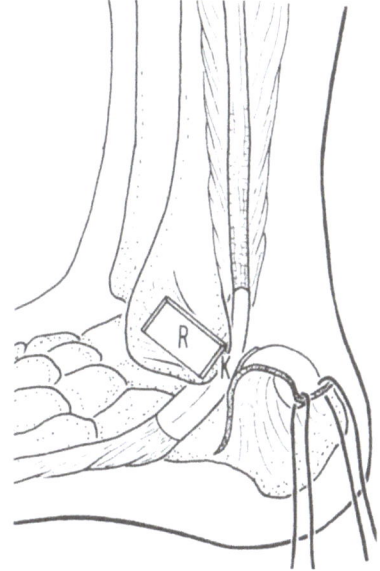

Abb. 1. Intraoperativer Situs nach Ab-
präparation des Retinaculumansatzes
(R). Der gestielte Weichteillappen ist
angeschlungen. Der zukünftige Kanal (K) befindet sich an der Basis
des Hebedefektes.

wird der Weichteillappen, der ggf. auf die Kanaltiefe gekürzt werden
muß, straff in den Knochenschnittkanal gezogen und fixiert (Abb. 3,
Abb. 4). Die Sehnenscheide wird verschlossen und es folgt der schichtweise durchgeführte Wundverschluß. Dann wird ein steriler Verband
und eine dorsale, Unterschenkel-lange Schiene angelegt. Mit Ende der
2. postoperativen Woche kann eine Sprunggelenksorthese eingesetzt
werden, die mindestens bis Ende der 6. Woche getragen werden sollte.
Begleitend ist eine krankengymnastische Behandlung und medikamentöse Thromboseprophylaxe erforderlich.

Die Eingriffe, die zu einer Vertiefung der knöchernen Führungsrinne
der Sehnen führen, haben weiterhin Bestand, v. a. wenn es nicht gelingt,
die Luxationstasche im Sinne des beschriebenen Lappens zu heben.

Weiterführende Tips

→ Blutsperre, Anwendung.

Verfasser

C.H. Siebert

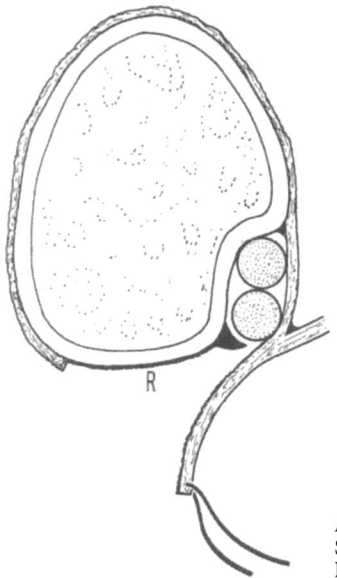

Abb. 2. Im Horizontalschnitt stellen sich die Sehnen und die präparierte Luxationstasche in Form des Retinaculumlappens (R) dar.

Literatur

Lankes P, Krüger-Franke M, Rosemeyer B (1996) Die Operationstechnik der Peronealsehnenluxation. Sportorthop Sporttraumatol 12.1:47 – 50

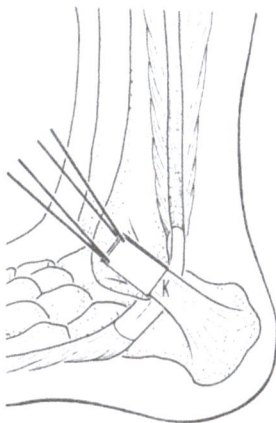

Abb. 3. Der Weichteillappen wird in den vorbereiteten Kanal (K) eingeführt und fest verknotet. Die Peronealsehnen sind somit wieder fest verankert.

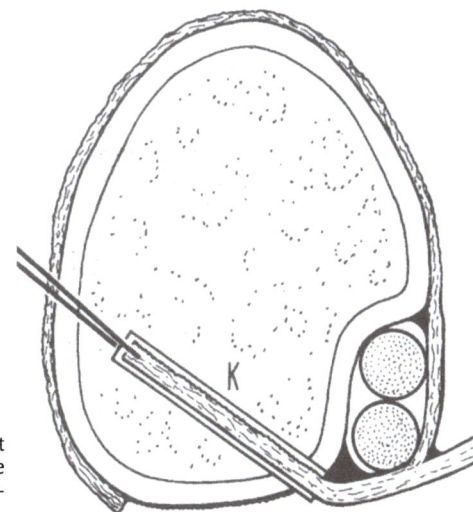

Abb. 4. Im Horizontalschnitt stellt sich die rekonstruierte „Führungshülse" (K) der Sehnen dar.

Pin-Kanäle infizierte, minimal-invasive Revision

Ziel

Bei Ausbildung einer Osteitis oder sequestrierenden Entzündung ist gelegentlich die Revision eines Knochenkanals nach Entfernung von Steinmann-Nägeln, Schanz-Schrauben oder Ilizarov-Drähten bei abgeschlossener externer Stabilisierung erforderlich.

Problem

Bei der Stabilisierung des Knochens mit einem Fixateur externe jeglicher Ausprägung wird mehr oder weniger in Kauf genommen, daß für die Dauer der Behandlung ein direkter Kontakt zwischen Knochen und der Außenwelt besteht. Bei den zum Teil extrem langen Liegezeiten (z. B. bei Kallusdistraktion im Ilizarov-Ringfixateur) ist es nicht verwunderlich, daß in Einzelfällen Pinsite-Probleme auch nach der Materialentfernung bestehen bleiben. Wenn dann noch bei der primären Montage ausgeprägte Hitzeschäden entstanden sind und/oder lockere Pins belassen werden, ist der Nährboden für entzündliche Komplikationen geschaffen.

Lösung und Alternativen

Im Rahmen der Revision eines entzündlich veränderten Pin-Kanals sollte nach Möglichkeit das angrenzende Knochengewebe schonend entfernt werden, ohne die Stabilität zu gefährden. Wenn das Problem frühzeitig erkannt und die Indikation zur OP gestellt wird, ist der ehemalige Kanal noch offen. Es gelingt dann häufig, einen Kirschner-Draht wieder einzulegen. Bei den langen Röhrenknochen der Extremitäten reicht hierfür meist ein Bildwandler, dagegen kann im Bereich des Beckens, wie bei dem dargestellten Beispiel, die CT-gestützte Durchführung sinnvoll sein. Nach Lokalisation der Problemzone und Einlage eines K-Drahtes wird die Position kontrolliert (Abb. 1), bevor man mit einer Hohlfräse den K-Draht und somit den Pin-Kanal überbohrt (Abb. 2).

Der Durchmesser der Fräse sollte der Größe des ursprünglich einliegenden Materials angepaßt werden. Der gewonnene Zylinder wird zur mikrobiologischen Untersuchung im Sinne eines Abstriches eingeschickt.

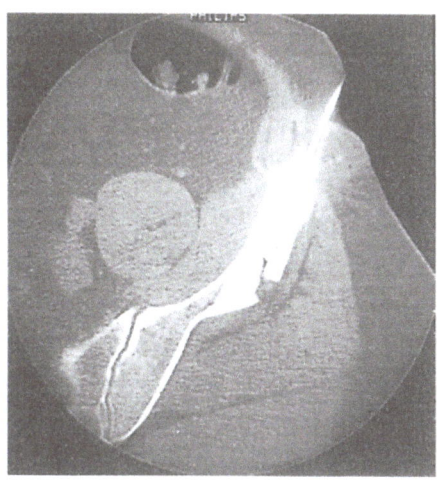

Abb. 1. Einführen eines Kirschner-Drahtes in den ehemaligen Pin-Kanal im Bereich der Bekkenschaufel unter CT-Kontrolle.

In den entstandenen Defekt kann z. B. eine perkutan ausgeleitete, Antibiotika-geladene PMMA-Kette eingelegt werden (Abb. 3). Diese Kette kann dann sukzessiv entfernt werden. So ist es möglich, mit geringer Weichteiltraumatisierung, geringem operativen Aufwand und Patientmorbidität den Fokus vollständig zu entfernen.

Durch ein solches frühzeitiges, aggressives, aber minimal-invasives Vorgehen kann dem Patienten schnell und schonend geholfen, und die Entwicklung einer chronischen Osteitis vermieden werden.

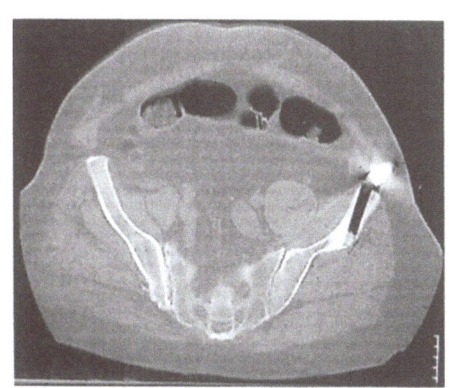

Abb. 2. Überbohrung des K-Drahtes unter Mitnahme des den Kanal umgebenden Knochens mit einer Hohlfräse.

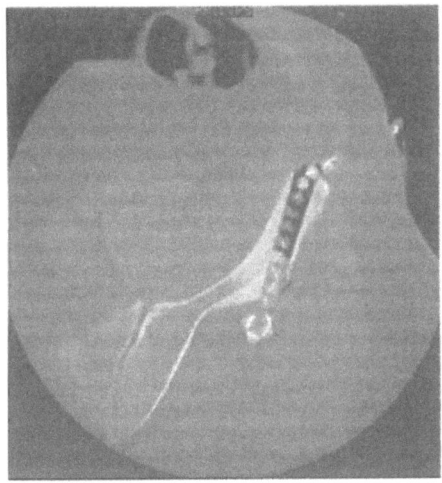

Abb. 3. Einlage einer perkutan
ausgeleiteten PMMA-Kette.

Als Alternative kann man ein konventionelles, offenes Vorgehen wäh-
len. Hierbei wird der weichteilige Anteil des Pin-Kanals ellipsoid exzidiert und der Knochen dargestellt. Mit scharfen Löffeln oder durch
Ausbohren des Kanals wird der knöcherne Anteil revidiert. Ein vergleichbares, offenes Vorgehen mit Hohlfräse ist selbstverständlich
auch möglich. Die Revision sollte aber die ggf. mühsam erreichte knöcherne Stabilität nach Möglichkeit nicht gefährden.

Weiterführende Tips
→ Osteitis, Teicoplanin-PMMA-Stab;
→ Fixateur externe, Schraubenkanalinfektion.

Verfasser
C.H. Siebert

Literatur
Partington PF, Montgomery RJ, Naisby GP (1996) CT-guided trephine excision
of an infected iliac pin site after pelvic fracture. J Bone Joint Surg 78-B:668 –
669

Platte, intramedulläre

Ziel

Erhöhung der Stabilität einer Verbundosteosynthese durch Einbringen einer zusätzlichen intramedullären Platte.

Problem

Bei der operativen Behandlung stattgehabter oder drohender pathologischer Frakturen oder bei Knochenmetastasen des Extremitätenskelettes unter Verwendung einer Verbundosteosynthese kann es gelegentlich schwierig sein, nur mit Platte und Palacos eine ausreichende und dauerhafte Stabilität zu erreichen. Dies gilt insbesondere im Hinblick auf die Forderung einer sofortigen vollen Belastbarkeit. Ganz besonders trifft dies auf die am häufigsten betroffene Region des proximalen Femurs zu, soweit die Ausdehnung des Prozesses nicht den Einsatz einer Tumorprothese notwendig macht.

Lösung und Alternativen

Zusätzlich zur Versorgung mit einer Kondylenplatte von ausreichender Länge und der intramedullären Palacosplombe kann eine in die Markhöhle eingebrachte schmale DC-Platte die Stabilität der Montage wesentlich erhöhen (Abb. 1). Die Platte sollte proximal die Klinge der Kondylenplatte berühren und distal weit in die intakte Markhöhle reichen. Sie kann entsprechend der Form des Kalkar angebogen werden und entweder über die Fraktur oder durch ein zusätzliches kleines Knochenfenster eingebracht werden. Die Schrauben der außen periostal aufliegenden Platte sollten die Löcher der intramedullären Platte durchqueren. Das Anziehen der Schrauben erfolgt in üblicher Technik, nachdem der eingebrachte Knochenzement ausgehärtet ist. Auch an anderen Lokalisationen, z. B. am distalen Femur, läßt sich durch ein analoges Vorgehen eine Erhöhung der Stabilität erreichen.

Weiterführende Tips

→ Verbundosteosynthese, lokale Chemotherapie;
→ Verbundosteosynthese, modifizierte.

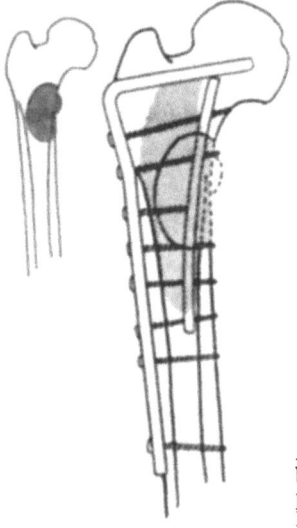

Abb. 1. Subtrochantäre Läsion versorgt mit Verbundosteosynthese aus Kondylenplatte, Palacosplombe und zusätzlicher intramedullärer schmaler DC-Platte.

Verfasser

B.C. Heinz

Literatur

Friedl W (1992) Die Doppelplattenverbundosteosynthese – Ein Verfahren zur primär belastungsstabilen Versorgung von Problemverletzungen des subtrochanteren bis suprakondylären Femurbereiches. Akt Traumatol 22:189–196

Isler B (1990) Chirurgische Maßnahmen bei metastatischen Läsionen des Extremitäten- und des Beckenskelettes. Unfallchirurg 93:449–456

Thielemann FW, Holz U (1991) Frakturen bei bösartigen Knochenveränderungen und Metastasen. OP-Journal 3:44–49

Popliteussehnenausriß, Versorgung

Ziel

Ziel ist, die primäre Rekonstruktion/Refixation bei Verletzungen der Popliteussehne in Erinnerung zu rufen und eine einfache OP-Technik wiederzugeben, da die sekundäre Versorgung wesentlich aufwendiger ist.

Problem

Die Verletzung der Popliteussehne, sei es in Form eines Sehnenausrisses oder einer intraligamentären Ruptur, stellt eine äußerst seltene Traumafolge dar. Interessanterweise besteht auch keine Klarheit darüber, welche Spätfolgen ein solcher Schaden mit sich bringt. Dies bringt den Sporttraumatologen in eine Zwangslage, da bei den oft jüngeren Athleten das Nutzen-Risiko-Verhältnis für eine entsprechende Versorgung unbekannt ist. Soll man, wenn einem im Rahmen der Arthroskopie im lateralen Recessus das osteochondrale Fragment samt Popliteussehne „begegnet", einfach resezieren oder widerspricht diese Vorgehensweise der Vorstellung einer exakt abgestimmten funktionellen Anatomie des Kniegelenkes? Da es sich aber bei der Primärversorgung um einen relativ simplen Eingriff handelt, sollte man zumindest bei jüngeren Patienten die Refixation ernsthaft in Erwägung ziehen.

Lösung und Alternativen

Der Unfallmechanismus, der zu einem Ausriß der Popliteussehne führt, ist noch unklar. Neben einem Hämarthros fällt gelegentlich eine Schmerzhaftigkeit der posterolateralen Kapselecke auf. In der a.p.-Röntgenaufnahme kann ein Knochenfragment in Projektion auf den lateralen Recessus zu finden sein (Abb. 1). Da der Ansatz aber im Bereich der lateralen Femurkondylus (Epicondylus lateralis femoris: außerhalb der Belastungszone) noch knorpelig ist, kann die Röntgendiagnostik aber auch unauffällig sein. Wertvolle Zusatzinformation könnte das NMR liefern.

Funktionell handelt es sich bei dem M. popliteus um einen Kniebeuger, der die Tibia gegenüber dem Femur nach innen rotiert. Zusätzlich

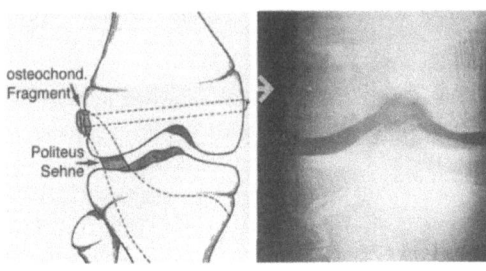

osteochond.
Fragment

Politeus
Sehne

Abb. 1. Versorgung eines knöchernen Popliteussehnenausrisses mit Ausziehnaht (links), entsprechende a.p.-Röntgenaufnahme (rechts).

scheint er aufgrund einstrahlender Fasern das Hinterhorn des Außenmeniskus bei Flexion retrahieren zu können. Dank seines Verlaufes ist der Popliteus ein wesentlicher Stabilisator der posterolateralen Kapselecke und verhindert einen „reversed pivot shift" im Sinne eines sekundären Pfeilers, v. a. bei Ruptur des hinteren Kreuzbandes.

Bei frischen Verletzungen gelingt es, das chondrale oder osteochondrale Fragment arthroskopisch zu sichern und in den Krater am lateralen Femurkondylus einzupassen. Die Refixation kann per Mini-Arthrotomie mittels einer Schraube und ggf. Unterlegscheibe, die parallel zum Gelenkspalt eingebracht wird, oder im Sinne von Auszugsnähten mit resorbierbarem Nahtmaterial erfolgen. Letzteres würde eine ME überflüssig machen und könnte arthroskopisch assistiert, minimal-invasiv mittels Bohrer oder Kirschner-Drähten mit Nadelöhr durchgeführt werden. Die Wachstumsfuge kann durch eine entsprechende Bohrrichtung verschont werden. Der Knoten käme dann medial zu liegen (s. Abb. 1). Bei isolierter Verletzung steht einer frühfunktionellen Nachbehandlung unter frühzeitiger Wiederaufnahme der Vollbelastung nichts im Wege.

Weiterführende Tips
→ Tibiakopffraktur, arthroskopisch assistierte Versorgung;
→ HKB-Ausriß, Krallenplättchen.

Verfasser
C.H. Siebert

Literatur
Garth WP, Pomphrey MM, Merrill KD (1992) Isolated avulsion of the popliteus tendon: Operative repair. J Bone Joint Surg 74–A:130–132

Processus coronoideus, Fraktur, Rekonstruktion

Ziel

Rekonstruktion des frakturierten Processus coronoideus bei der Ellenbogenluxationsfraktur mit gleichzeitiger Radiusköpfchentrümmerfraktur.

Problem

Etwa 10 bis 15 % der Luxationen und Luxationsfrakturen des Ellenbogengelenkes weisen zusätzlich Abscherfrakturen des Processus coronoideus und Radiusköpfchenfrakturen auf. Übertrifft der abgescherte Teil des Processus coronoideus ein Sechstel der Gelenkfläche, resultiert nach Reposition eine verbleibende Luxationstendenz. Derartige Verletzungen bedürfen der operativen Versorgung. Größere Fragmente können hierbei nach Reposition mit einer Zugschraubenosteosynthese fixiert werden, bei Frakturen mit weitgehender Zerstörung ist ein plastischer Ersatz mit einem autologen Knochenspan unabdingbar. Hierzu ist ein weiterer Zugang am Beckenkamm und somit eine erhebliche Erweiterung des Eingriffs notwendig.

Lösung und Alternativen

Bei einer gleichzeitig vorliegenden Radiusköpfchentrümmerfraktur und dadurch notwendiger Radiusköpfchenresektion kann ein größeres Fragment des resezierten Radiusköpfchens zum plastischen Aufbau des Proc. coronoideus verwendet werden (Abb. 1). Hierdurch entfällt die Spanentnahme aus dem Beckenkamm.

Zugang zum Ellenbogengelenk erhält man über eine bogenförmige radiale Inzision nach Kocher. Nach Resektion des Radiusköpfchens wird aus dessen Trümmern ein paßgerechter Knorpel-Knochen-Block hergerichtet und über einen Hilfsschnitt auf der Streckseite der Ulna eingebracht. Die Stabilisierung erfolgt mittels einer 3,5-mm-Zugschraube. Nach Naht des verletzten Kapselbandapparates erfolgt die Nachbehandlung im geschalten Oberarmgipsverband, der eine vorsichtig geführte aktive Übungsbehandlung postoperativ gestattet.

P

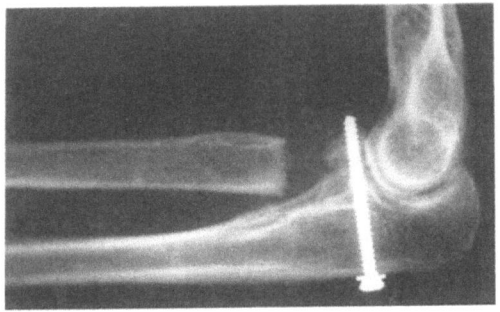

Abb. 1. Ellenbogenluxa-tionsfraktur mit Ab-scherfraktur des Proces-sus coronoideus und gleichzeitiger Radius-köpfchentrümmerfrak-tur: Versorgung mit Re-sektion des Radiusköpf-chens und Aufbau des Processus coronoideus aus einem Radiusköpf-chenfragment.

Weiterführende Tips
→ Röntgendiagnostik, Hilfslinien.

Verfasser
B.C. Heinz

Literatur
Bopp F, Tielemann FW, Holz U (1991) Ellenbogenluxationen mit Frakturen am Processus coronoideus und Radiusköpfchentrümmerfraktur. Unfallchirurg 94:322–324

Prothesenrandfraktur, Marknagel

Ziel

Versorgung von Prothesenrandfrakturen mittels Marknagel mit Gelenkkomponente.

Problem

Prothesenrandfrakturen erfordern neben der Osteosynthese auch eine Wiederverankerung der Gelenkprothese. Hierbei treten häufig Probleme auf, weil die vorliegende Knochensubstanz durch das in der Regel höhere Lebensalter der Patienten verringert und von minderer Qualität ist. Für Prothesenrandfrakturen am koxalen Femur existieren Revisionsprothesen mit langen Schäften, für alle anderen Lokalisationen müßten individuelle Prothesen gefertigt werden, deren Herstellung unverhältnismäßig lange Zeit in Anspruch nehmen würde.

Lösung und Alternativen

Die für die Osteosynthese langer Röhrenknochen etablierte intramedulläre Schienung kann mit einer Prothesenkomponente kombiniert werden. Der solide, unaufgebohrte Marknagel hat den Vorteil, daß das vorhandene 8-mm-Schraubgewinde am Nagelende zur Verbindung mit einem Prothesenteil genutzt werden kann. So kann eine tibiale Komponente einer Kniegelenksprothese auf einem unaufgebohrten Femurmarknagel fest aufgeschraubt werden. Der Tibiamarknagel ist wegen seiner Krümmung hierfür nicht geeignet. Weiterhin möglich ist der Ersatz einer ausgebrochenen Ellenbogenprothese durch eine Montage aus einem Femurnagel für den Oberarm und einem Femurnagel für die Ulna, die über ein selbst hergestelltes Gelenk aus Fixateur-Bestandteilen verbunden werden. So kann in Ausnahmefällen sowohl die Prothesenrandfraktur stabilisiert als auch die Gelenkprothese sicher refixiert werden.

Weiterführende Tips

→ Knietotalendoprothese, periprothetische Femurfraktur.

Verfasser

B.C. Heinz

Literatur

Dannöhl C (1997) Marknagel mit Gelenkkomponente bei Prothesenrandfrakturen. Akt Traumatol 97:76–78

Quadrizepssehnenansatz, augmentierte Rekonstruktion

Ziel

Die Rekonstruktion der Quadrizepssehne sollte durch eine Augmentation bis zur Heilung so geschützt werden, daß eine frühfunktionelle Nachbehandlung ermöglicht wird.

Problem

Bei der Ruptur des Strecksehnenapparates des Kniegelenkes handelt es sich um eine seltene Verletzung. Die Nachbehandlung einer Versorgung im Bereich der Quadrizepssehne gestaltet sich aufgrund der Zugkraft des Muskels und der dadurch bedingten Rerupturgefahr als schwierig. Eine lange Ruhigstellung dagegen zieht häufig eine Einsteifung des Gelenkes und ein Streckdefizit bei ausgeprägter Muskelatrophie nach sich.

Lösung und Alternativen

Da die Ruptur der Quadrizepssehnen auf meist degenerativen Veränderungen beruht, läßt die reine Naht der Rupturstelle bezüglich der Stabilität einiges zu wünschen übrig. Um die Ruhigstellungsdauer zu minimieren, sollte eine Augmentation zur Verbesserung dieser Primärstabilität erfolgen. Das Leeds-Keio Band (Neoligaments Ltd.) besteht aus geflochtenem Polyester mit ein Durchmesser von 11 mm und einer Länge von 60 cm.

Es erfolgt die Darstellung des Streckapparates vom Quadrizepssehnenansatz bis zur Tuberositas tibiae. Das Band wird distal entlang der Patella durch die Kniescheibensehne gefädelt und im Sinne einer 8er Tour über die Kniescheibe geführt (Abb. 1). Das Band wird dann randständig in die Quadrizepssehne eingeleitet und zickzackförmig bis über die Rupturstelle gefädelt. Je nach Höhe der Rupturstelle kann dieses Vorgehen mehrfach wiederholt werden. Die Bandenden werden unter entsprechender Vorspannung lateral verknotet und miteinander vernäht. Die Naht der Sehnenruptur sollte das Kunstband miteinbeziehen. Ein vergleichbares Vorgehen ist natürlich auch z. B. mit einem 10 mm PDS-Band (Ethicon) vorstellbar. Als Nachbehandlung geben die Erstautoren

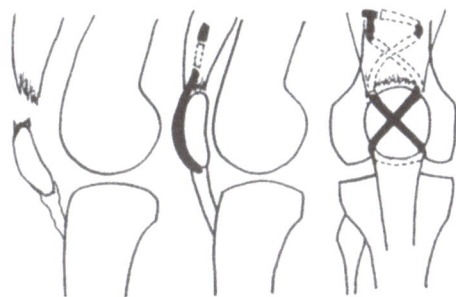

Abb. 1. Rekonstruktionsprinzip mit Einbindung der Patella in das Flechtwerk.

eine sofortige passive Beweglichkeit von 0° bis 90° Flexion an. Teilbelastung ist unter Verwendung einer Orthese ab der 4. postoperativen Woche, Vollbelastung ab der 6. Woche, gestattet.

Auf biologischer Grundlage wäre eine solche Augmentation auch mit einem Semitendinosus-Sehnentransplantat denkbar, wobei dann eine Verlängerung der OP-Zeit und Probleme an der Entnahmestelle in Kauf genommen werden.

Weiterführende Tips

→ Patellarsehne, augmentierte Rekonstruktion;
→ Patellarsehnenruptur, Semitendinosus-Augmentation.

Verfasser

C.H. Siebert

Literatur

Fujikawa K, Ohtani T, Matsumoto H, Seedhom BB (1994) Reconstruction of the extensor apparatus of the knee with the Leeds-Keio ligament. J Bone Joint Surg 76-B:200–203

Q

Radiusfraktur distale, Reposition

Ziel

Durch die geschlossene Reposition und Spickung der dislozierten distalen Radiusfraktur unter Orientierung an den knöchernen, anatomischen Strukturen kann die Versorgung mit geringerer Strahlenbelastung v. a. für den Operateur erfolgen.

Problem

Die Versorgung von dislozierten distalen Radiusfrakturen gehört, v. a. im Winter, zum traumatologischen Alltag. Da die Reposition sowie die Versorgung meist unter BV-Kontrolle durchgeführt werden, kommt es im Laufe der Zeit zu einer nicht unerheblichen Strahlenbelastung des Arztes. Bei der folgenden Vorgehensweise findet die Röntgenkontrolle ausschließlich nach der Manipulation statt.

Lösung und Alternativen

Die Reposition wird in der hausüblichen Anästhesieform durchgeführt. Sie erfolgt durch Längszug am ersten und zweiten Strahl, ggf. unter Zuhilfenahme von Mädchenfängern i. S. eines Aushängens der betroffenen Extremität. Bei Extensionsfrakturen wird der Frakturmechanismus, also die Extension, nachempfunden, gefolgt von einer Flexion und Ulnarabduktion im Bereich des distalen Fragmentes.

Zwecks Lokalisation der Hautinzision sind die anatomischen Strukturen, v. a. die Spitze des Processus styloideus radii, die Sehne des M. extensor pollicis longus et brevis, also die Tabatière, aufzusuchen. Der Schnitt wird 1 cm distal der Spitze des Processus zwischen den beiden Daumenstreckern durchgeführt. Es erfolgt die schonende, stumpfe Präparation bis auf den Knochen. Bei 90° Abduktion in der Schulter und 90° Beugung im Ellbogen bei seitlich ausgerichtetem Handgelenk wird der erste K-Draht (1,6 – 2,0 mm) etwas dorsal an der Knochenspitze aufgesetzt und entlang einer imaginären Linie zum Olecranon vorgetrieben (Abb. 1). In der a. p.-Ebene wird ein Winkel von 25 – 30° zur Unterarmachse angestrebt. Der Draht sollte die ulnarseitige Kortikalis perforieren. Während des Bohrvorganges hält der Operateur das distale Fragment mit dem Daumenballen nach palmar, während sein dritter

R

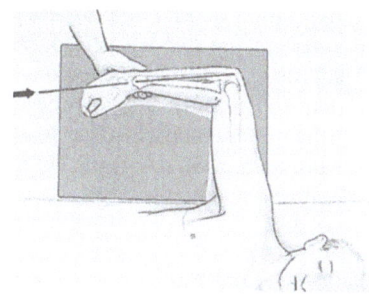

Abb. 1. Lagerung des Patienten und Ausrichtung des ersten Drahtes auf das Olecranon, um eine palmare Perforation des Drahtes zu verhindern.

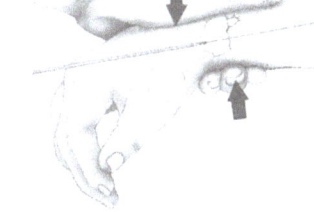

Abb. 2. Retention der Reposition während des Bohrvorganges durch den Operateur (hier rechte Patientenhand, linke Arzthand). Die palmarseitigen Langfinger fungieren als Hypomochlion.

und vierter Finger palmarseitig auf Höhe des Bruchspaltes als Widerlager dient (Abb. 2). Die Ausrichtung des zweiten Drahtes orientiert sich am ersten Draht und wird leicht proximal davon angesetzt. Zwischen den beiden Drähten wird ein Winkel von 25–30° in der seitlichen Ebene angestrebt (Abb. 3). Auch hier erfolgt die Verankerung in der ulnaren Gegenkortikalis. Erst im Anschluß an diese Versorgung wird die BV-Kontrolle durchgeführt. Die Drähte dürfen sich nicht in der Frakturzone kreuzen (Rotationsinstabilität). Nun werden die Drähte bei guter

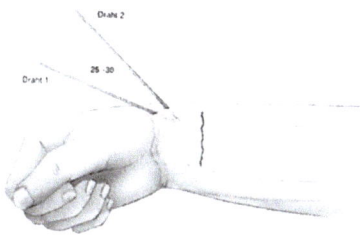

Abb. 3. Plazierung des zweiten Kirschner-Drahtes in einem Winkel von ca. 25° in der seitlichen Ebene zum ersten Draht.

Reposition gekürzt und umgebogen (ggf. mit Spezialzange), gefolgt von einer entsprechenden Wundversorgung. Abschließend wird eine dorsoradiale Gipsschiene angelegt. Die Materialentfernung erfolgt gemäß dem radiologisch dokumentierten Heilungsverlauf.

Falls die anatomischen Leitstrukturen nicht sicher zu palpieren sind, kann im a. p.-Strahlengang ein K-Draht aufgelegt und dessen Verlaufsrichtung und somit die Höhe der Inzision auf der Haut eingezeichnet werden.

Weiterführende Tips

→ Operationshandschuhe, Strahlenschutz;
→ Spickdrähte, Umbiegetechnik.

Verfasser

C.H. Siebert

Literatur

Wittner B, Holz U (1993) Die geschlossene Reposition und Spickdrahtosteosynthese dislozierter distaler Radiusfrakturen. Operat Orthop Traumatol 5:286–290

Radschutz, OP-Sicherheit

R

Durch eine kostengünstige Schutzvorrichtung an den Rädern von C-Bögen, OP-Mikroskopen und Arthroskopie-Türmen etc. kann ein reibungsloser Ablauf der Verschiebe- und Rangiermaßnahmen im OP erreicht und für mehr Sicherheit für Geräte und Personal gesorgt werden.

Problem

Im Operationssaal liegen von verschiedenen Abteilungen meist gleich mehrere Kabel auf dem Fußboden. Beim Rangieren von verschiedenen Gerätschaften bleibt man häufig an ihnen hängen oder man stolpert über sie – ein Vorgang, der den z. T. empfindlichen Geräten auf Dauer nicht bekommt.

Lösung und Alternativen

Indem man Plastikrohre mit gewünschtem Umfang und Höhe zerteilt und um die jeweiligen Ränder herumlegt (Abb. 1), schiebt dieser Radschutz automatisch die Kabel vor sich her, anstatt sie zu überrollen (Abb. 2). Wenn man den Ring noch schlitzt, kann er auch schnell z. B. zur Reinigung entfernt werden.

Weiterführende Tips

→ Durchleuchtung intraoperativ, Strahlenschutzhinweise.

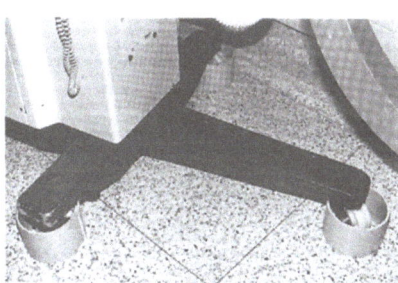

Abb. 1. Radschutz am C-Bogen „montiert".

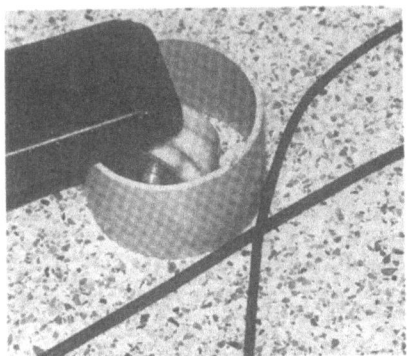

Abb. 2. Die Radschutz-Vorrichtung schiebt die Kabel vor sich her.

Verfasser

C.H. Siebert

Literatur

Rang M (1991) Wheelguards: A safety measure in the operating room. J Bone Joint Surg 73-B:77

Reposition, Joystick-Technik

R

Ziel

Reposition schwer reponibler oder veralteter Frakturen unter Zuhilfenahme der Joystick-Technik mittels perkutan eingebrachter Schanz'scher Schrauben.

Problem

Bei manchen Frakturtypen oder bei veralteten Frakturen kann sich die Reposition von Hand oder mit gegenläufigen Tuchschlingen (z. B. bei der Marknagelung) als schwierig erweisen. Hemmend wirken die oft großen Rückstellkräfte von bindegewebigem Pannus, Narbengewebe oder Pseudarthrosen.

Lösung und Alternativen

Durch einen direkten Ansatz der reponierenden Kraft am Knochen können diese großen Rückstellkräfte überwunden werden. Hierzu werden Schanz'sche Schrauben verwendet, die je nach vorgesehener Stabilisierung der Fraktur uni- oder bikortikal eingebracht werden können (Abb. 1). Auf der Schanz'schen Schraube wird das Spannfutter belassen und fungiert so als Handgriff. Beispielsweise kann mit der unikortikal eingebrachten Schanz'schen Schraube bei der Marknagelung reponiert werden, ohne daß die Passage des Nagels durch die Markhöhle behin-

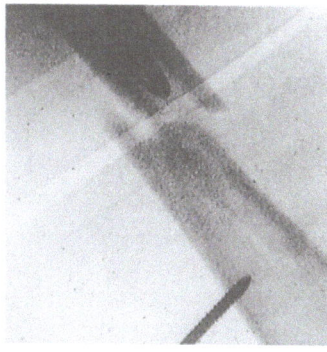

Abb. 1. Intraoperatives BV-Bild einer Oberschenkelmarknagelung: Zur Reposition wird eine temporäre unikortikale Schanz'sche Schraube im distalen Fragment eingebracht und bis zur Passage der Frakturzone und Kontrolle der Lage des Marknagels belassen.

dert wird. Beide Fragmente können mit beiden Händen wie mit einem Joystick manipuliert, und die Fraktur so reponiert werden.
Das Verfahren kann bei der Marknagelung von Schaftfrakturen am Ober- und Unterschenkel, bei der Reposition des Kondylenmassives bei der distalen Oberschenkelfraktur oder auch bei der Beckenosteosynthese Verwendung finden, wo die Möglichkeiten, Kraft auf die Fragmente auszuüben, noch wesentlich eingeschränkter sind.

Weiterführende Tips
→ Marknagelung, Repositionshilfe.

Verfasser
B.C. Heinz

Literatur

Friedl HP, Trentz O (1997) Der Fixateur externe beim Polytrauma. OP-Journal 13:58–65

Grechenig W, Clement H, Stockenhuber N, Bratschitsch G, Fellinger M (1998) Unaufgebohrte Oberschenkelmarknagelung – ist eine Lagerung am Extensionstisch noch sinnvoll? Akt Traumatol 28:216–220

Hoffmann R, Südkamp NP, Schütz M, Raschke M, Haas NP (1996) Aktueller Stand der Therapie subtrochantärer Femurfrakturen. Unfallchirurg 99:240–248

Krettek C, Schandelmaier P, Rudolf J, Tscherne H (1994) Aktueller Stand der operativen Technik für die unaufgebohrte Nagelung von Tibiaschaftfrakturen mit dem UTN. Unfallchirurg 97:575–599

Krettek C, Schandelmaier P, Tscherne H (1996) Distale Femurfrakturen: Transartikuläre Rekonstruktion, perkutane Plattenosteosynthese und retrograde Nagelung.Unfallchirurg 99:2–10

Kuner EH, Schlickewei W, Elsässer BU, John J (1997) Azetabulumfrakturen – Operationsindikation, -Technik und -Komplikationen. Akt Traumatol 27:188–196

Ringfixateur, Hexapode

R

Ziel

Durch die Verbindung der Ilizarov-Ringe über eine Hexapodenanordnung mit 6 Distraktoren und 12 Kugelgelenken entsteht ein Konstrukt, das die einfache Korrektur von Fehlstellungen um jeden Punkt und in jeder Achse zuläßt.

Problem

Die Standard Ilizarov-Montage gestattet über die Verbindungsstangen nur eine Korrektur/Verlängerung in der Ringebene, da es sonst zu Verspannungen in den Stangen kommt. Gekoppelte Bewegungen sind nur in einzelnen Schritten mit entsprechenden Umbaumaßnahmen zu bewerkstelligen, so daß v.a. die kontinuierliche Korrektur von Rotationsfehlstellungen äußerst schwierig ist. Insgesamt ist für die konventionelle Methode eine exakte präoperative Planung und eine entsprechende Umsetzung in der Operation erforderlich.

Lösung und Alternativen

Der Ilizarov-Ringfixateur findet immer häufiger Einzug in die operative Orthopädie und Traumatologie. Auch das Indikationsspektrum wird permanent erweitert. Die Korrektur von Fehlstellungen jeglicher Art lassen sich unabhängig davon, ob sie im Rahmen einer Frakturversorgung, einer Kallusdistraktion oder im Sinne einer primären oder sekundären Achsabweichung entstanden sind, durch eine entsprechende Verschiebung der Ringe zueinander korrigieren. Leider bedarf es mit dem Standardinstrumentarium dafür aufwendige, zeit- und personalintensive Umbauten des Fixateurs. Mit der Hexapodenanordnung ist ein Konstrukt entstanden (Litos), welches alle Arten der Fehlstellungskorrektur ohne solche „Schraubaktionen" zuläßt (Abb. 1). Postoperative Fehlstellungen können somit schonend ohne Zweiteingriffe korrigiert und Distraktionen gemäß der jeweils verbleibenden Fehlstellungen zum gewünschten Endergebnis „gelenkt" werden.

Nachdem der „Ili" in der üblichen Technik angelegt worden ist, lassen sich die Distraktoren und Kugelgelenke problemlos anstelle der Verbindungsstangen an den handelsüblichen Ringfixateur fixieren. Auch spä-

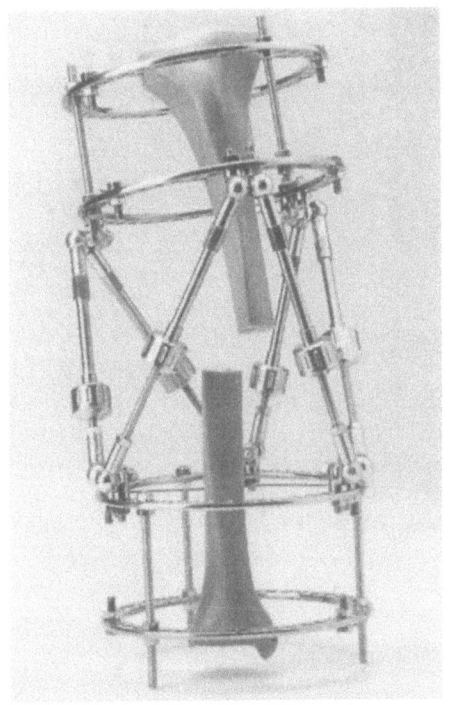

Abb. 1. Ein Ilizarov-Ringfixateur mit Hexapodenanordnung im Einsatz am Modell.

tere Umbauten als Ersatz für die Stangen sind möglich. An 3 Positionen in gleichem Abstand voneinander (120° Schritte) werden an zwei benachbarten Ringen jeweils 2 Kugelgelenke montiert, die wiederum mit in der Länge veränderlichen Distraktoren so verbunden werden, daß „eine tragende Struktur aus zirkulär angeordneten Dreiecken entsteht". Aufgrund der geometrischen Eigenschaften dieses Konstruktes führt eine Veränderung an einem Distraktor oder einer Kombination von Distraktoren zu einer definierten Bewegung entlang der 6 Freiheitsgrade im Raum. Um eine Verlängerung/Kallus-Distraktion zu erreichen, werden alle Distraktoren proportional verlängert; eine Rotationsbewegung entsteht, wenn man jede zweite Stange verlängert und die anderen verkürzt. Eine Achsenkorrektur kann erzielt werden, in dem man zwei sich gegenüberliegende, parallele Distraktoren beläßt, während die verbleibenden Stangen auf der einen Seite verlängert und der anderen verkürzt werden (Abb. 2).

R

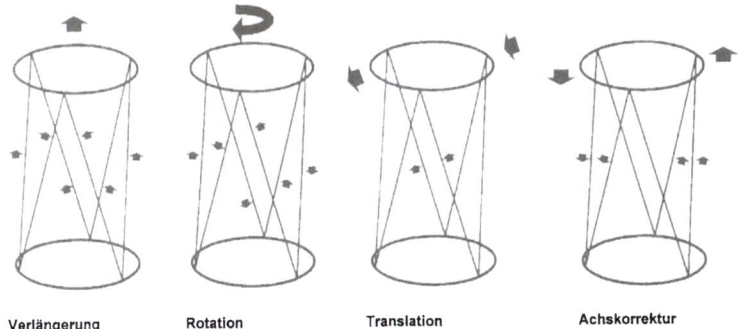

Verlängerung   Rotation   Translation   Achskorrektur

Abb. 2. Darstellung der Korrekturmöglichkeiten. Pfeile nach oben: Verlängerung; Pfeile nach unten: Verkürzung; breite Pfeile: resultierende Bewegung des oberen Ringes.

Die Hexapodenanordnung sollte zur Vereinfachung der Distraktoren-bedienung mit entsprechender Computer-Software erworben werden (Litos, Hamburg). Trotzdem muß die Korrektur radiologisch verfolgt werden, um den Unterschied zwischen Errechnetem und Erreichtem auszugleichen.
Ähnlich kann der Taylor Spatial Frame (Smith & Nephew) eingesetzt werden.

Weiterführende Tips
→ Ringfixateur, Kabelrollen;
→ Segmenttransport geschlossener, Zugseile.

Verfasser
C.H. Siebert

Literatur
Seide K, Wolter D (1996) Universelle dreidimensionale Korrektur und Reposition mit dem Ringfixateur unter Anwendung der Hexapod-Anordnung. Unfallchirurg 99:422–424

Ringfixateur, Kabelrollen

Ziel

Durch den Einsatz von Umlenkrollen in Verbindung mit flexiblen Drahtseilen am Ilizarov- Ringfixateur kann der Operateur die Zugvorrichtung für den vorgesehenen Segmenttransport punktgenau ausleiten.

Problem

Um einen Segmenttransport zu bewerkstelligen, sind häufig aufwendige Montagen am Ilizarov-Ringfixateur erforderlich. Der Einsatz von starren Drähten im Rahmen eines Segmenttransportes zwingt den Operateur, die Ringkonstruktion gemäß der Zugrichtung auszurichten. Dabei entstehen sperrige Gebilde, die die Beweglichkeit der angrenzenden Gelenke behindern können. Da die Montagen den Bodenkontakt und die Beweglichkeit nicht behindern dürfen, haben sich Umlenkrollen in Verbindung mit flexiblen Seilen im klinischen Alltag als sehr hilfreich erwiesen.

Lösung und Alternativen

Ein wesentlicher Vorteil der Ilizarov-Ringfixateure ist, daß Montagen möglich sind, die eine Vollbelastung der betroffenen Extremität gestatten. Durch den Einsatz von Umlenkrollen (Smith & Nephew) in Kombination mit Seilen, anstatt der genannten starren Drähte kann die Zugrichtung individuell angepaßt werden (Abb. 1). Durch die Montage einer Umlenkrolle am distalen Ring kann die Zugkraft des Segmenttransportes so umgelenkt werden, daß der Sohlenkontakt uneingeschränkt möglich ist (Abb. 2). Auch seitlich angebrachte „Ausleger" gehören somit der Vergangenheit an. Durch eine punktgenaue Ausleitung des Seils am Ende der Transportstrecke können zusätzlich die sonst üblichen Weichteilprobleme vermieden werden.

Weiterführende Tips

→ Segmenttransport geschlossener, Zugseile;
→ Ringfixateur, Hexapode.

Verfasser

C.H. Siebert

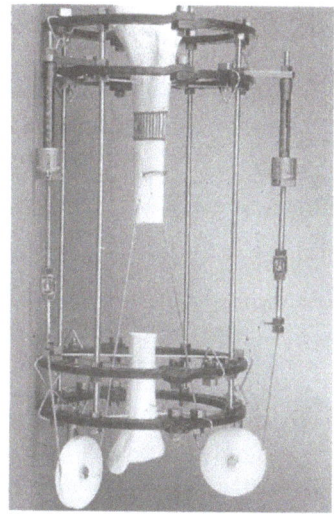

Abb. 1. Am Modell nachempfundene Defektsituation mit liegendem Ringfixateur. Der Segmenttransport erfolgt unter Verwendung von Umlenkrollen und flexiblen Seilen. Die Kallusdistraktionsstrecke ist markiert.

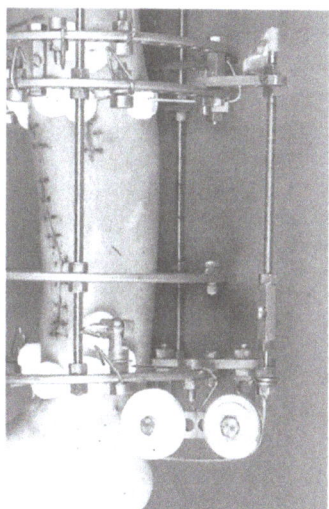

Abb. 2. Die Umlenkrollen im Einsatz in Sprunggelenksnähe, demonstriert anhand eines klinischen Beispiels.

Literatur

Weber M (1998) Segmenttransport des Knochens mittels Kabelrollen und flexiblen Draht - Eine neue Technik am Ringfixateur. Med Orth Tech 118:134 – 140
Smith & Nephew Surgical (1998) Ilizarov Segmenttransport mit Zugseilen und Umlenkrollen. Prospekt:1 – 4

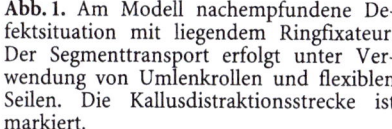

Röntgendiagnostik, Hilfslinien

Ziel

Hilfslinien in der Röntgendiagnostik von Verletzungen des Ellenbogengelenkes im Wachstumsalter.

Problem

Verletzungen im Bereich des Ellenbogengelenkes sind im Wachstumsalter häufig. Während der Frakturnachweis im Schaftbereich
von Ober- und Unterarm problemlos gelingt, können die komplexe
anatomische Situation und insbesondere das passagere Vorhanden-
sein der Knochenkerne am Ellenbogengelenk diagnostische Schwierigkeiten bereiten. Dadurch birgt die Behandlung bestimmter Frakturen und Luxationen häufig das Risiko typischer Fehlstellungen, die
spontan im weiteren Wachstum nicht mehr ausgeglichen werden
können. Als Schutz vor diagnostischen und therapeutischen Fehllei-
stungen ist daher eine genaue Kenntnis der Röntgenanatomie des
kindlichen Ellenbogengelenkes erforderlich.

Lösung und Alternativen

Die Beurteilung der Röntgenanatomie und der Gelenkgeometrie wird
durch die Anwendung von leicht erlernbaren Hilfslinien wesentlich erleichtert. So muß sich die Achse des proximalen Radius in allen Pro-
jektionen, auch in schrägen oder von Standardeinstellungen abwei-
chenden Darstellungen, immer als gerade Linie in das Zentrum des
Capitulum humeri verlängern lassen. Ist dies nicht der Fall, liegt
eine Radiusköpfchenluxation vor.

Im seitlichen Röntgenbild muß eine Hilfslinie, die als Rogers'sche Hilfslinie bezeichnet wird, entlang der vorderen Humeruskortikalis das
Capitulum humeri am Übergang vom mittleren zum hinteren Drittel
schneiden (Abb. 1). Ansonsten liegt eine Abweichung von der physiologischen Kippung des Capitulum humeri zum Humerusschaft von
30–40° vor: Bei leicht dislozierten Extensionsfrakturen liegt der
Schnittpunkt im vorderen Bereich des Capitulums oder vor ihm, bei
seltenen, leicht dislozierten Flexionsfrakturen schneidet die Linie das
hintere Drittel oder liegt hinter dem Capitulum.

Letztlich ermöglicht die Bestimmung des Baumann-Winkels die Kontrolle der Ellenbogenachse (Abb. 2). Hierzu wird im a.p.-Strahlengang

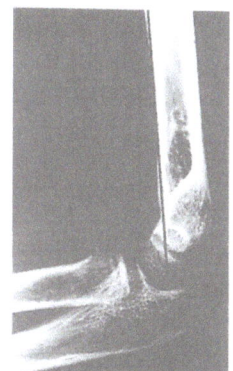

Abb. 1. Die Rogers-Hilfslinie. Linkes Ellenbogengelenk seitlich.

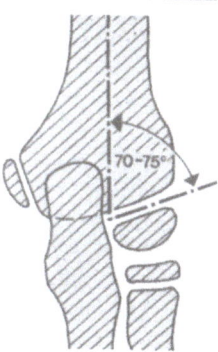

Abb. 2. Der Winkel zwischen lateraler Epiphysenfuge und Humerusschaftachse beträgt 70–75° (Baumann-Winkel). Eine Zunahme des Winkels weist auf eine Varusfehlstellung hin.

der Winkel zwischen lateraler Epiphysenfuge und Humerusschaftachse bestimmt. Dieser beträgt physiologischerweise 70–75°, eine Zunahme weist auf eine Varusfehlstellung hin.

Durch die konsequente Anwendung der beschriebenen Hilfslinien steigt die Sicherheit in der Beurteilung von Röntgenaufnahmen des kindlichen Ellenbogens ganz erheblich und die vielgeübte Praxis des Vergleichsröntgens der unverletzten Gegenseite wird entbehrlich.

Verfasser

B.C. Heinz

Literatur

Haag C, Kuner EH (1994) Kindliche Verletzungen an Oberarmschaft, Ellenbogengelenk und Unterarmschaft. OP-Journal 2:186–193
Von Laer L (1996) Frakturen und Luxationen im Wachstumsalter. Thieme, Stuttgart New York

Scaphoidverletzung, radiologische Darstellung

Ziel

Vereinfachte radiologische Technik zur verbesserten, beschwerdeärmeren Darstellung des Scaphoids. Mit dem vorzustellenden Apparat („Carpal box") wird die Darstellung des Kahnbeins im Bereich der Handwurzel standardisiert.

Problem

Die Kahnbeinfraktur stellt eine der häufigsten Verletzungen der Handwurzel dar. Auch wenn der klinische Befund typisch ist (Tabatière-Druckschmerz, Stauchungsschmerz I. Strahl etc.), gelingt die radiologische Darstellung der Verletzung im Rahmen der Erstvorstellung häufig nicht. Die sogenannte Naviculare-Serie (eigentlich falsch; müßte Scaphoid-Serie heißen) ist abhängig von der Kooperationsfähigkeit des Patienten und der Qualität der Röntgentechnik. Wegen schlechter Bildqualität müssen diese Aufnahmen häufig wiederholt werden, was mit einer unnötigen Strahlenbelastung und Zeitaufwand einhergeht. Wegen der z. T. sehr unterschiedlichen Darstellung dieses Handwurzelknochens gestaltet sich die Beurteilung der Frakturkonsolidierung im Verlauf ebenfalls unnötig schwierig.

Lösung und Alternativen

Die „Carpal box" (Orpidem) stellt eine Verbesserung im Bereich der konventionellen Röntgentechnik dar. Dagegen sind Schnittbildverfahren wie konventionelle Tomographie, CT oder NMR wesentlich aufwendigere und kostspieligere Alternativen. Die Box bietet dem Patienten eine stabile Ablagefläche für die verletzte Hand, währenddessen die Röntgenkassette mit einer 50° Neigung in dem Apparat fest fixiert wird. Indem man nach der üblichen Handgelenksaufnahme a.p. und seitlich die Hand longitudinal und transversal im Verhältnis zur Kassette bei senkrechter Ausrichtung der Röntgenröhre plaziert, können bei maximalem Patientenkomfort standardisierte Schrägaufnahmen der Handwurzel angefertigt werden (Abb. 1). Im Verlauf der Behandlung können exakt diese Ebenen wieder dargestellt werden, um die fortschreitende Knochenheilung zu dokumentieren.

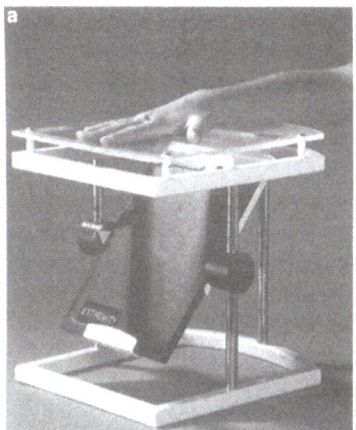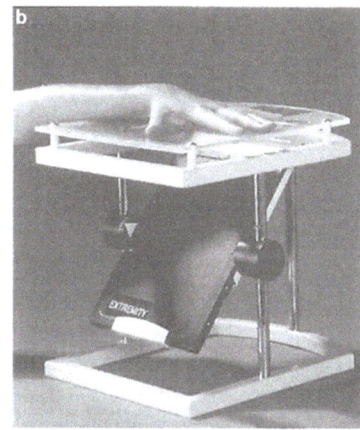

Abb. 1. „Carpal box" im Einsatz. Ausrichtung der stabil aufliegenden Hand longitudinal (**a**) und transversal (**b**) zur Röntgenkassette, die um 50° gekippt ist.

Weiterführende Tips

→ Kahnbeinfraktur, NITINOL-Klammer.

Verfasser

C.H. Siebert

Literatur

Roolker W, Tiel-van Buul MMC, Bossuyt PMM, Bakker AJ, Bos KE, Marti RK, Broekhuizen AH (1996) Carpal box radiography in suspected scaphoid fracture. J Bone Joint Surg 78-B:535 – 539

Schraubenaustrittsstelle, radiologische Bestimmung

Ziel

Bestimmung der exakten Länge und Austrittsstelle von Schrauben an Metaphysen großer Röhrenknochen.

Problem

Die genaue Bestimmung der Schraubenlänge bei der Platten-, Schrauben- oder Verriegelungsnagelosteosynthese kann an Metaphysen der langen Röhrenknochen, insbesondere aber am Femur, erhebliche Probleme bereiten. Dies liegt an der trapezförmigen Anatomie: Der Knochen wird nach dorsal breiter und nur die maximale Breite wird im a.-p. Strahlengang als Seitenbegrenzung sichtbar. Da man den Schraubenaustritt radiologisch nicht bestimmen kann, ist die Schrauben-, Bolzen- oder Klingenlänge im Durchleuchtungsbild scheinbar korrekt, das Implantat tatsächlich aber viel zu lang (Abb. 1). Dies kann zu erheblichen, schmerzhaften Weichteilirritationen bei Bewegung und Belastung führen. Die Messung der Schraubenlänge mit dem Längenmeßinstrument ist für sich genommen ohne Durchleuchtungskontrolle ebenfalls mit einer relativen Unsicherheit behaftet.

Lösung und Alternativen

Um während eines Eingriffs eine genaue Aussage über die Schraubenposition zu erhalten, sollte neben den Standardprojektionen im a.p.

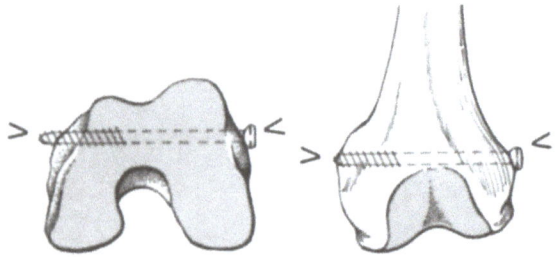

Abb. 1. Aufsicht auf den distalen Femur mit in a.-p. Projektion regelrecht eingebrachter Schraube. Die Betrachtung von distal zeigt jedoch, daß das Implantat erheblich zu lang ist und so die Ursache für Weichteilirritationen sein kann.

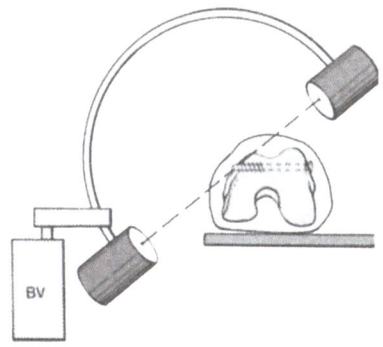

Abb. 2. Durch eine zusätzliche schräge Einstellung, die den Ort des Schraubenaustritts genau tangential im Verlauf der Knochenoberfläche darstellt, kann die tatsächliche Schraubenlänge exakt dargestellt werden.

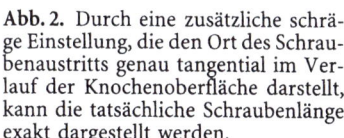

und seitlichen Strahlengang auch eine schräge Einstellung durchgeführt werden, die den Ort des Schraubenaustritts genau tangential im Verlauf der Knochenoberfläche darstellt (Abb. 2). Hierdurch kann die tatsächliche Schraubenlänge exakt dargestellt oder die Lage einer Schraube hinter oder im Nagel bestimmt werden. Weichteilprobleme durch überstehende Implantate werden sicher vermieden.

Weiterführende Tips
→ Radschutz, OP-Sicherheit;
→ Operationshandschuhe, Strahlenschutz.

Verfasser
B.C. Heinz

Literatur
Landes C, Mehta S, Seligson D (1993) Die radiologische Bestimmung der Schraubenaustrittsstelle am Femurkondylus. Unfallchirurg 96:473–476

Schultereckgelenk, implantatfreie Rekonstruktion

Ziel

Implantatfreie Rekonstruktion bei Gelenksprengung des Akromio-klavikulargelenkes.

Problem

Die bei der Versorgung von Sprengungen (Typ Tossy II und III) des Akromioklavikulargelenkes (AC-Gelenk) durchzuführende Rekonstruktion des Ligamentum acromioclaviculare und coracoclaviculare muß primär geschützt werden, denn die Beweglichkeit im Bereich des Schultergürtels macht eine effektive postoperative Ruhigstellung des AC-Gelenkes schwierig. Die Stabilisierung mit Metallimplantaten (K-Drähte, Draht-Cerclagen, Wolter-Platte etc.) führt aber immer wieder zu Materialbrüchen, sie dislozieren oder sind so voluminös, daß Probleme mit den Weichteilen oder im Bereich der subakromialen Verankerung auftreten.

Die Vielzahl der auf dem Markt erhältlichen Implantate weist auf die immer noch bestehenden Probleme bei der osteosynthetischen Versorgung des AC-Gelenkes hin.

Lösung und Alternativen

Die Augmentation der Kapsel-Band-Naht mit dem vollresorbierbaren PDS-Band hilft diese Probleme zu vermeiden:
Die vollständig resorbierbaren PDS-Bänder werden in 5 und 10 mm Breite von Ethicon angeboten. Die Polydioxanosulfatmaterialien verlieren nach 6 Wochen 50 % ihrer Reißfestigkeit, also erst zu einem Zeitpunkt, an dem die Bandnähte weitestgehend verheilt sind.
Die Versorgung entspricht der typischen operativen Vorgehensweise bei AC-Sprengung inklusive Inspektion des Discus und dessen Naht oder Entfernung. Zwei 3,2 mm Bohrlöcher werden in kraniokaudaler Ausrichtung direkt über dem Proc. coracoideus durch das Schlüsselbein gebohrt. Knochennah wird ein 10 mm PDS-Band schlaufenförmig um das Coracoid gelegt und durch die Bohrlöcher in der Klavikula gefädelt und vorgelegt. Im Bereich der distalen Klavikula werden v-förmig

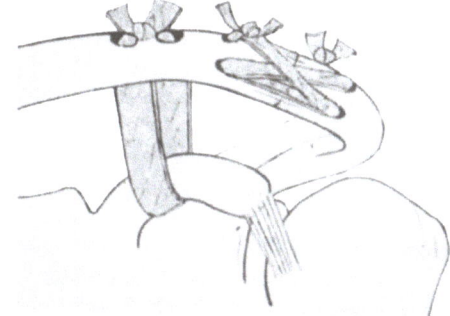

S

Abb. 1. Graphische Darstellung der Augmentation der akromioklavikulären Strukturen mit 5 mm PDS-Band und des Ligamentum coracoclaviculare mit 10 mm Band.

ebenfalls zwei 3,2 mm Bohrlöcher 1 cm vom Rand plaziert (Abb. 1). Die Knochenbrücke zwischen beiden Bohrungen sollte 1,5 cm betragen.

In vergleichbarer Technik werden 2 Löcher am medialen Rand des Akromions vorbereitet. Ein 5 mm PDS-Band wird U-förmig, ein zweites Band X-förmig durch die Löcher gefädelt. Nach erfolgter Reposition des AC-Gelenkes werden die beiden akromioklavikularen Cerclagen und die korakoklavikuläre Verbindung in anatomischer Position verknotet (Abb. 2). Eine Überkorrektur muß vermieden werden. Es folgt die übliche Kapsel-Band-Naht und der schichtweise durchgeführte Wundverschluß.

Postoperative Ruhigstellung sowie eine Ossifikationsprophylaxe mit Indomethacin sollte für eine Woche erfolgen. Bis Ende der vierten postoperativen Woche darf die Krankengymnastik die Horizontalebene (= 90° Abduktion) nicht überschreiten.

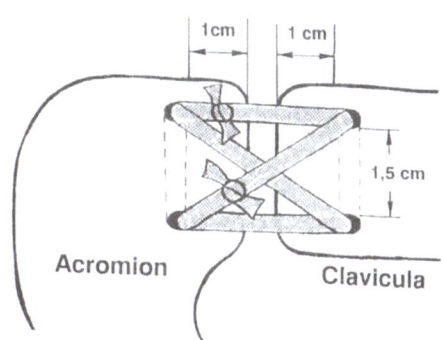

Abb. 2. Darstellung der Durchflechtungstechnik am AC-Gelenk in der Aufsicht.

Zur Stabilisierung des AC-Gelenkes wird eine Vielzahl von Implantaten angeboten. Am weitesten verbreitet dürfte die temporäre Arthrodese mit einem oder zwei transartikulär eingebrachten Kirschner-Drähten, ggf. in Verbindung mit einer Draht-Cerclage, sein. Die Ruhigstellung im Abduktionsgips sichert zwar auch die Bandrekonstruktionen, führt aber zu einem erheblichen Aufwand, reduziertem Patientenkomfort sowie Bewegungseinschränkung im Bereich des Schultergürtels.

Weiterführende Tips

→ Klavikulafraktur, Naht-technische Versorgung;
→ Zuggurtung, resorbierbare.

Verfasser

C.H. Siebert

Literatur

Hessmann M, Gotzen L, Gehling H (1995) Acromioclavicular reconstruction augmented with polydioxanonsulphate bands. Am J Sports Medicine 23:552–556

Segmenttransport geschlossener, Zugseile

Ziel

Durch die Verwendung von flexiblen Drahtseilen (Dicke 1,5 oder 1,8 mm) kann das zum Transport anstehende Segment so aufgefädelt werden, daß mit Ende des Transportes die beiden Knochenflächen im Bereich der Docking-Stelle direkten Kontakt bekommen.

S

Problem

Die bisher beschriebenen Techniken für den inneren Segmenttransport am Ilizarov-Ringfixateur bedienen sich starrer Drähte, um das Segment zu führen. Die Montagen müssen dem Drahtaustrittspunkt angepaßt werden, um dann sukzessiv durch die Weichteile „transportiert" zu werden. Weichteilprobleme und häßliche Narbenbildung sind die Folge. Häufig entstehen auch ausladende Montagen, die z. T. die Beübung der angrenzenden Gelenke beeinträchtigen. Da die starren Drähte meist von innen (intramedullären) nach außen über Kreuz durch die Kortikalis eingebracht werden, stehen bei dieser Standardtechnik „Docking-Operationen" zwangsläufig an.

Lösung und Alternativen

Der Ilizarov-Ringfixateur wird in üblicher Technik an der betroffenen Extremität montiert und der Segmenttransport vorbereitet. Dabei wird das distale Ende des zu transportierenden Segmentes freigelegt und avitales oder infiziertes Gewebe entfernt. Anschließend werden durch schräge Bohrungen (ca. 45° zur Schaftachse) von distal nach proximal von jeweils medial und lateral Knochenkanäle für die Plazierung des flexiblen Drahtseiles (Smith & Nephew GmbH) vorbereitet. Diese beiden sich überkreuzenden 2,5 mm Bohrungen sollten einen Mindestabstand von 1 cm zur Resektionsebene/Segmentende aufweisen. Das 1,8 mm dicke und 120 cm lange Zugseil wird von distal nach proximal schräg eingefädelt, ventral um den Knochen gelegt, um dann von proximal nach distal durch das Segment zurückgeführt zu werden (Abb. 1). Es entsteht somit ein schlaufenartiges Konstrukt um und im Knochen, welches die Gefahr eines Seilausrisses oder einer Durchwanderung deutlich reduziert. Da die Seile außen an der Kortikalis zu liegen kom-

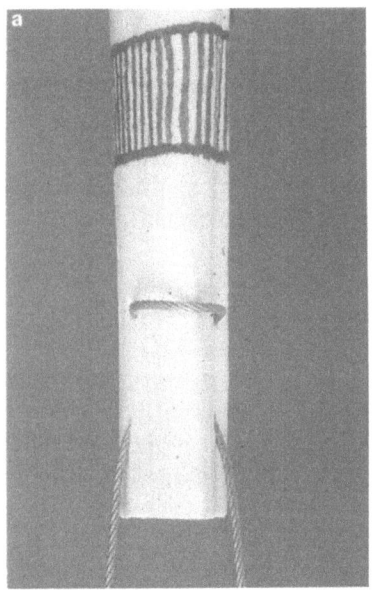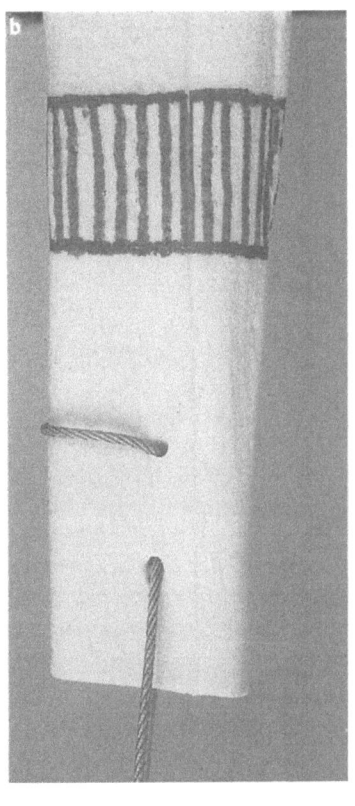

Abb. 1. Seilführung am Knochenmodell. Markiertes Areal stellt die Kallusdistraktionsstrecke dar.
a Vorderansicht, **b** Seitenansicht

men, ist die eigentliche Knochenkontaktfläche frei. Da zur Vorbereitung des Segmenttransportes im Sinne z. B. einer Pseudarthrosenresektion, dieses Areal sowieso freigelegt werden muß, bedarf es für diese Art der Fixation keiner zusätzlichen Freilegung oder Denudierung (Abb. 2). Die beiden Seilenden werden dann in einen mit Spieß armierten Redonschlauch eingebracht und gemäß der vorgesehenen Transportstrecke entlang des Knochens durch die Weichteile bis zum gewählten Austrittspunkt vorgeschoben. Erst hier perforiert der Redonspieß die Haut und die Redondrainage wird samt flexiblen Seil ausgeleitet. Der Redonschlauch kann dann abgezogen und die Seilenden am Ilizarov-Ringfixateur montiert werden. Eine punktgenaue Ausleitung der Seile kann die Traumatisierung des Weichteilmantels durch die Draht-

S

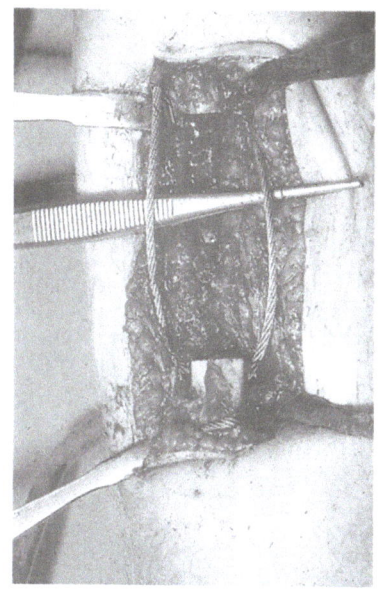

Abb. 2. Intraoperativer Situs nach Durchfädelung des flexiblen Seiles am distalen Ende des zu transportierenden Segmentes (obere Bildhälfte).

wanderung minimieren. Dabei kann der Ausleitungspunkt so gewählt werden, daß er sich während des gesamten Transportes nicht verändert. Je nach Montage können hier Umlenkrollen hilfreich sein. Die Zugseile können über einen Distraktor „bedient" werden und die Kallusdistraktion in der üblichen Manier erfolgen (Abb. 3).

Weiterführende Tips
→ Ringfixateur, Kabelrollen.

Verfasser
C.H. Siebert

Literatur
Weber M (1998) Segmenttransport des Knochens mittels Kabelrollen und flexiblen Drahts – Eine neue Technik am Ringfixateur. Med Orth Tech 118: 134–140

Smith & Nephew Surgical (1998) Ilizarov Segmenttransport mit Zugseilen und Umlenkrollen. Prospekt:1–4

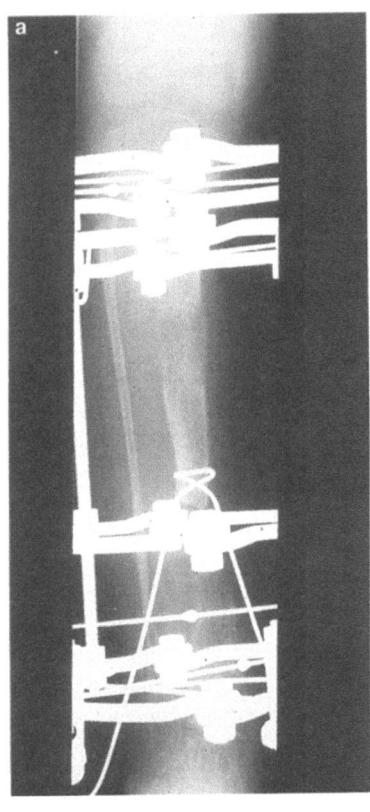
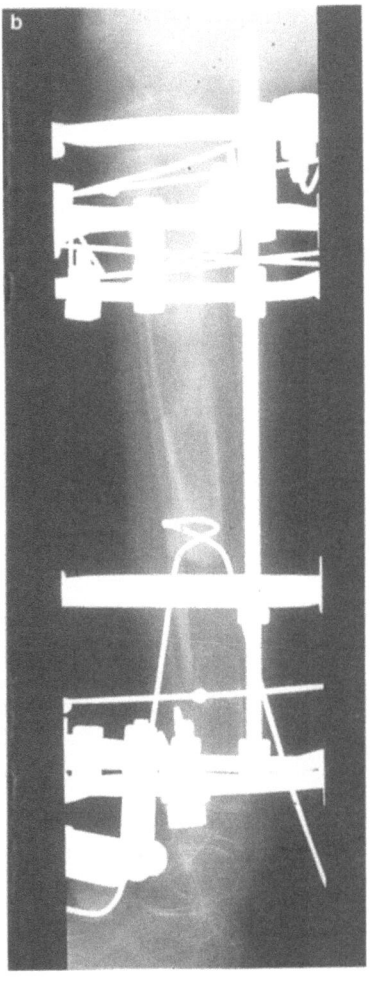

Abb. 3. Röntgenbild bei laufendem Segmenttransport in beschriebener Technik unter Verwendung der flexiblen Seile und Umlenkrollen. **a** Anterior-posteriore Ansicht. **b** Seitliche Ansicht.

Sehnen-Passer, schonend und preiswert

Ziel

Durch den Einsatz eines aus preiswertem Nahtmaterial intraoperativ selbst angefertigten Sehnen-Passers kann ein Transplantat mühelos durch einen möglichst kleinen Bohrkanal geführt werden.

S

Problem

Das Durchfädeln einer gestielten Sehne oder eines freien Sehnentransplantates durch einen Knochenkanal kann gelegentlich eine frustrierende Aufgabe sein. Dies gilt vor allem, da der Bohrkanal, um eine schnelle Einheilung zu gewährleisten, nach Möglichkeit nur geringfügig größer als der Durchmesser der Sehne sein sollte. Viele Hersteller bieten deshalb inzwischen nicht ganz billige „Tendon-passer" für diesen Operationsschritt an.

Lösung und Alternativen

Um eine Sehne oder Faszienstreifen mühelos durch einen Bohrkanal zu führen, muß der Zugfaden an der Spitze des Transplantates mittig austreten, die Oberfläche möglichst glatt sein und der Durchmesser konstant gehalten werden. Das Ende sollte spitz zulaufen, um in die Kanalöffnung zu gelangen, ohne daß das Gewebe sich aufrollt und im Inneren des Bohrkanales verkantet oder hängenbleibt. Einige Operateure bevorzugen, das Material des Sehnen-Passers nach dem Durchfädeln wieder vollständig zu entfernen, da der Sehnenumfang so zunimmt und den Kanal besser ausfüllt, und das Nahtmaterial die Einheilung nicht beeinträchtigen kann.

Der selbstgemachte Mädchenfänger besteht lediglich aus zwei 1er Fäden und ist somit äußerst preiswert. Beginnend ca. 4 cm vom Ende wird das Transplantat zirkulär in mehreren Touren umwickelt. Lediglich am Ende wird die Sehne durchstochen, um mit einem Knoten den zentralen Zug sicher zu stellen (Abb. 1). Die Fadenenden werden lang gelassen. Der zweite Faden wird in vergleichbarer Technik gewickelt, wobei er so versetzt wird, daß die Lücken oder das Intervall des ersten Fadens getroffen werden (Abb. 2). Durch das Anziehen der Fäden wird das Gewebe komprimiert. Erst dann wird der Durchmesser und somit die Boh-

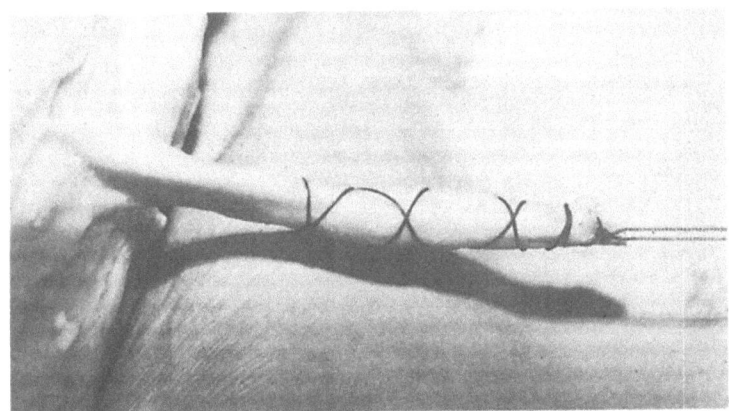

Abb. 1. Gestieltes Tractus-iliotibialis-Transplantat nach Fertigstellung der ersten Hälfte des modifizierten Mädchenfängers.

rerstärke festgelegt. Die Fadenenden werden in üblicher Technik durch den Bohrkanal gezogen und die Sehne mit dem modifizierten Mädchenfänger kann eingeführt werden. Unter konstantem Zug wird das Konstrukt durch den Kanal gezogen. Sobald das Ende gesichert ist, kann man nach Durchschneiden der Fäden diese in toto entfernen. Das Sehnenende kann dann je nach Präferenz des Operateurs mit einer Schraube mit gezackter Kunststoffunterlegscheibe oder einer Krampe fixiert werden.

Die beschriebene, preisgünstige Technik kombiniert die atraumatische Fixation eines Zugmechanismus an der Sehne mit einer temporären Verschmälerung des Transplantates. Als Alternativen stehen die von der Industrie angebotenen „Tendon-passer", wie aber auch Sehnennahttechniken (z. B. nach Bunnell) zur Verfügung. Diese Verfahren sind aber entweder teurer oder gewebsschädigender.

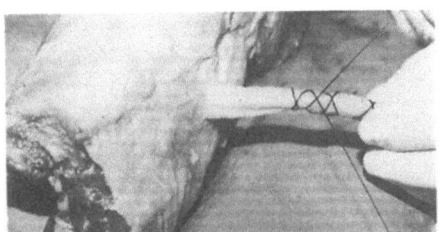

Abb. 2. Darstellung der Wikkeltechnik für den zweiten Faden, der jeweils im Intervall des ersten Fadens zu liegen kommt.

Weiterführende Tips
→ Patellarsehnenruptur, Semitendinosus-Augmentation;
→ Außenbandapparat, Rekonstruktion mit Peronaeus-brevis-Sehne.

Verfasser
C.H. Siebert

Literatur
Krackow KA, Cohn BT (1987) A new technique for passing tendon through bone.
J Bone Joint Surg 69-A:922–924

Spickdrähte, Umbiegetechnik

Ziel

Dank des Trends zur Minimalosteosynthese gewinnt der Einsatz von Spickdrähten wieder an Bedeutung. Eine Zange, die schnell und sicher die Enden der K-Drähte umbiegt, kann solche Versorgungen wesentlich vereinfachen.

Problem

Bei der Verwendung von Spickdrähten, sei es z.B. bei der Frakturversorgung oder der temporären Arthrodese, muß nach Abschluß der Stabilisierung der Kirschner-Draht umgebogen und das Ende versenkt werden. Bei osteoporotischen Knochen oder diffizilen Versorgungen kommt es leider immer wieder bei diesem Manöver zur Drahtdislokation oder zum Drahtausbruch. Gerade bei der Versorgung einer Epiphysiolysis capitis femoris im Sinne der in situ Spikkung ist dieser abschließende Schritt häufig zeitaufwendiger als der gesamte Rest der Operation.

Lösung und Alternativen

Kirschner- oder Spickdrähte erfreuen sich aufgrund der vielen verschiedenen Einsatzmöglichkeiten einer großen Beliebtheit, da sie eine sichere und gewebeschonende Fixierung der beteiligten Knochenbestandteile gestatten. Eine in München entwickelte Zange bereitet dem Auslockern und Ausbrechen der plazierten Drähten im Rahmen des Umbiegens ein Ende (Abb. 1). Die Biegezange biegt den Draht um

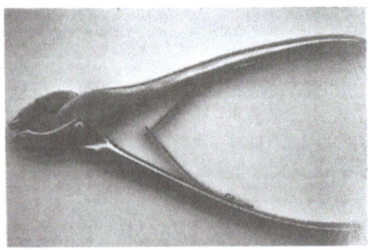

Abb. 1. Zange zum Umbiegen von Spickdrähten.

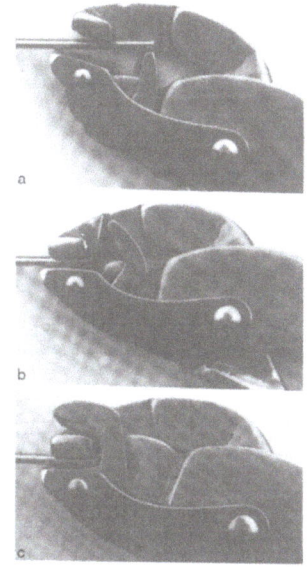

Abb. 2a–c. Umwickeln des Drahtes um die Backen der Zange.

die Backen herum und gestattet so ein hebelfreies Vorgehen (Abb. 2). Die Versorgung übersteht so, unabhängig von der Knochenqualität, auch diesen abschließenden Schritt der Osteosynthese ohne Fragmentdislokation oder Auslockerung. So können K-Drähte bis 2 mm Stärke sicher und ohne mechanische Belastung des Knochenlagers gebogen werden.

Dieses Instrument ist zwischenzeitlich unter dem Namen Vorthoflex® von VORTH Medizintechnik GmbH auf den Markt gebracht worden. Das Umbiegen kann selbstverständlich auch mit Biegehülsen, Spitzzangen und/oder Flachzangen erfolgen. Ein hebelfreies Umbiegen des Drahtendes ist nur so nicht sicher gestellt.

Weiterführende Tips
→ Radiusfraktur distale, Reposition.

Verfasser
C.H. Siebert

Literatur
Zimmer M, Jansson V (1994) Neues zur Technik der Spickdrahtosteosynthese. Sportverletz Sportschaden 8:50

Spongiosaentnahme, hinterer Beckenkamm

Ziel

Optimierung des Zugangs zum hinteren Beckenkamm und Reduktion von Beschwerden und neurologische Störungen, die mit der Entnahme von Spongiosa an diesem Ort verbunden sein können.

Problem

Bei der Entnahme von Knochen aus dem vorderen Beckenkamm ist sich der Operateur der Verletzungsgefahr des N. cutaneus femoris lateralis allgemein bewußt. Über vergleichbare Probleme dorsal im Sinne einer Läsion der Nn. clunium superiores et medii wird dagegen kaum nachgedacht.

Die Nn. clunium superiores et medii sind die wenig beachteten Rami dorsales der Nn. lumbales I–III bzw. Nn sacrales I–III. Sie treten durch die Fascia thoracolumbalis und liegen auf Höhe des hinteren Beckenkammes im Subkutangewebe. Die Nn. clunium superiores et medii versorgen die Haut der Gesäß- und Trochanterregion und ziehen von medial nach lateral absteigend über den Hinterbeckenkamm in die Glutealregion. Die Kreuzungsstelle mit der Crista iliaca liegt ca. 8 cm von der Mittellinie und 7 cm kranial der Spinia iliaca posterior superior entfernt. Somit sind diese Nerven bei der aufgrund der größeren zu gewinnenden Knochenmengen beliebten hinteren Beckenkammausräumung direkt gefährdet. Die übliche Schnittführung entlang des hinteren Beckenkammes überkreuzt senkrecht den Verlauf v. a. der Nn. clunium superiores.

Die Verletzung dieser Strukturen kann zu Gefühlsstörungen, aber auch schmerzhafter Neurinombildung im Bereich der betroffenen Gesäßhälfte führen.

Lösung und Alternativen

Die Morbidität an der dorsalen Entnahmestelle kann durch einen etwas modifizierten Zugang reduziert werden, indem man den Schnitt senkrecht zum hinteren Beckenkamm und somit parallel zum Verlauf der Nervenstrukturen ausrichtet (Abb. 1).

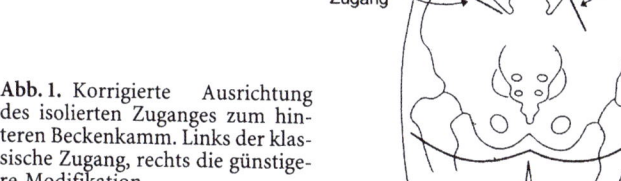

klassischer Zugang

modifizierter Zugang

Abb. 1. Korrigierte   Ausrichtung des isolierten Zuganges zum hinteren Beckenkamm. Links der klassische Zugang, rechts die günstigere Modifikation.

Mit diesem Verfahren ist das Risiko einer Nervenläsion deutlich reduziert.

Bei dem Zugriff auf den hinteren Beckenkamm von der Mittellinieninzision, wie z. B. bei der dorsalen Spondylodese, relativieren sich diese Überlegungen allein schon aufgrund der Präparationstechnik und des Zuganges.

Weiterführende Tips

→ Knochenersatzstoff, (β-Tricalciumphosphat).

Verfasser

C.H. Siebert

Literatur

Colterjohn NR, Bednar DA (1997) Procurement of bone graft from the iliac crest. J Bone Joint Surg 79-A:756 – 759

Spongiosaplastik, transpedikuläre

Ziel

Verwendung der 4,5 mm-Bohrbüchse zur transpedikulären Spongiosaplastik.

Problem

Bei der operativen Wirbelkörperaufrichtung dient die transpedikuläre Spongiosaplastik der schnelleren Ausheilung und dem Schutz des Implantates vor Ermüdungsbrüchen. Eine versehentliche Fehlplazierung des spongiösen Materials in den Wirbelkanal gilt es wegen der möglichen schwerwiegenden neurologischen Komplikationen zu vermeiden. Der im Instrumentarium vorhandene Spongiosatrichter kann nach Reposition und bereits einliegender Fixateurmontage jedoch oft aus Platzgründen nicht in den aufgebohrten Pedikel eingebracht werden, oder das Trichterrohr ist zu kurz, um bis in den Wirbelkörper vorgeschoben zu werden. Somit kann keine Sicherheit vor einer Fehlplazierung des spongiösen Materials im Falle einer Schädigung der medialen Wand des Pedikels gewährleistet werden.

Lösung und Alternativen

Vor Montage des Fixateur interne wird zunächst der Pedikel für die Spongiosaplastik mit einem 3,5 mm-Bohrer eröffnet, zur sicheren Führung im Bogen mit einem abgestumpften Steinmann-Nagel aufgetrieben, dann mit dem 6mm-Bohrer endgültig erweitert. Nach Reposition und Montage des Fixateur wird nun eine 4,5 mm-Bohrbüchse transpedikulär bis in den Wirbelkörper vorgeschoben (Abb. 1). Platzprobleme oder Schwierigkeiten mit der unzureichenden Länge ergeben sich hierbei im Gegensatz zur Verwendung des Spongiosatrichters nicht. Die Spongiosa wird mit einem löffelartig abgeplatteten 3 mm-Bohrdraht eingebracht und nach Zurückziehen der Bohrbüchse mit dem Spongiosastößel verdichtet. Mit Hilfe dieses Vorgehens kann eine Fehlplazierung des Materials mit großer Sicherheit vermieden werden.

S

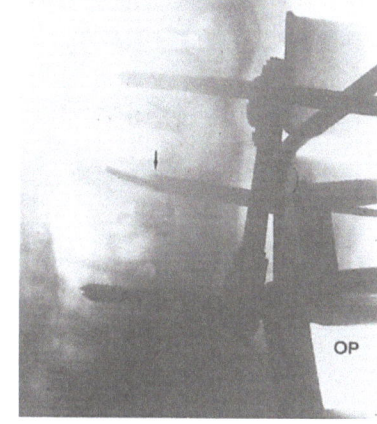

Abb. 1. Intraoperative Aufnahme: Reposition und Montage des Fixateur interne sind bereits erfolgt, die 4,5 mm-Bohrbüchse ist transpedikulär bis in den Wirbelkörper vorgeführt. Einbringen der Spongiosa mit abgeplattetem, leicht gebogenem 3,0 mm-Bohrdraht.

Weiterführende Tips

→ Spongiosaentnahme, hinterer Beckenkamm;

→ Knochenersatzstoff, (β-Tricalciumphosphat).

Verfasser

B.C. Heinz

Literatur

Amon K (1990) Wirbelkörperaufrichtung mit Fixateur interne. Akt Traumatol 20:62–63

Strecksehnenausrisse der Langfinger, operative Versorgung

Ziel

Verbesserte Reposition und Retention des knöchernen Fragmentes bei Ausrissen der Fingerstrecksehnen bis zur Ausheilung unter Vermeidung der weichteilbedingten Probleme. Wiederherstellung einer möglichst normalen Form und Funktion.

Problem

Bei der üblichen Behandlung von knöchernen Ausrissen der Langfingerstrecksehnen kommt ein transossär eingebrachter Lengemann-Draht zur Anwendung. Als Widerlager für den Zug auf das reponierte Fragment dienen die palmarseitigen Weichteile der Fingerkuppe. Im Laufe der Behandlung kommt es häufig zu einem Nachgeben der Weichteile und einer Lockerung der Naht, wodurch die anatomische Fragmentreposition gefährdet wird. Gelegentlich kann man auch ischämische Schäden der Fingerbeere beobachten.

Lösung und Alternativen

Durch ein Umleiten der Lengemann-Naht (Firma Ethicon; Stärke 2/0) zurück auf die Rückseite des Endgliedes kann der breite, unnachgiebige Fingernagel als Widerlager dienen.

Das Vorgehen entspricht weitestgehend der klassischen Lengemann-Naht-Technik. Für die Modifikation muß distal ein zweiter Bohrkanal mit einem 1,0 mm dicken Kirschner-Draht angelegt werden, um den Lengemann-Draht umzulenken. Über eine kleine Stichinzision um die palmarseitige Austrittstelle des Drahtes herum wird sichergestellt, daß der Draht palmarseitig am Periost anliegt (Abb. 1, 2). Fragmentdislokation und Probleme mit den Weichteilen können so vermieden werden. Die postoperative Nachbehandlung gestaltet sich so wesentlich einfacher. Die Ruhigstellung erfolgt in einer dorsal längsgespaltenen Stack'schen Schiene (Firma Link) (Abb. 3). Die Lengemann-Naht kann gemäß Röntgenkontrolle üblicherweise nach 6 Wochen entfernt werden.

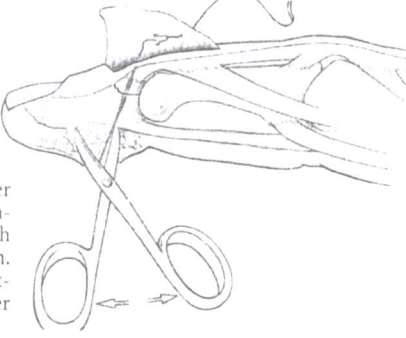

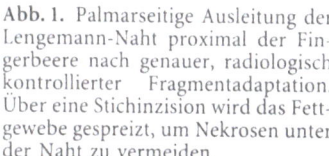

Abb. 1. Palmarseitige Ausleitung der Lengemann-Naht proximal der Fingerbeere nach genauer, radiologisch kontrollierter Fragmentadaptation. Über eine Stichinzision wird das Fettgewebe gespreizt, um Nekrosen unter der Naht zu vermeiden.

Abb. 2. Darstellung des Operationsergebnisses der modifizierten Lengemann-Naht-Fixation.

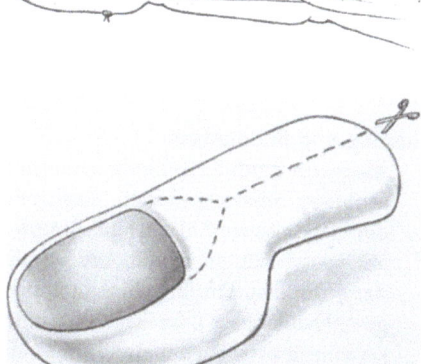

Abb. 3. Vorbereitung der dorsodistalen Erweiterung der Stack'schen Schiene, um Druck auf die Wunde zu vermeiden.

Weiterführende Tips

→ Bennettsche Luxationsfraktur, Repositionshilfe.

Verfasser

C.H. Siebert

Literatur

Ruland WO (1998) Knöcherne Strecksehnenausrisse an den Langfingern – Neue Verfahren. Operat Orthop Traumatol 10:309–316

Syndesmosenruptur, Versorgung

Ziel

Versorgung der isolierten Syndesmosenruptur mit dem Syndesmosenhaken.

Problem

Die isolierte Ruptur der Syndesmose ist im Rahmen der insgesamt häufigen Verletzungen im Bereich des Sprunggelenkes selten. Meist tritt die Zerreißung zusammen mit einer Außenknöchelfraktur oder einer Ruptur des Außenbandapparates auf. Die übliche Versorgung mittels Stellschraube führt zu einer rigiden Fixierung der Malleolengabel, die einer kompletten Entlastung der Extremität bis zur Materialentfernung über ca. sechs Wochen bedarf, um einem Materialversagen im Sinne eines Bruchs oder einer Auslockerung vorzubeugen. Eine derart lange komplette Entlastung erscheint aber im Sinne einer Vermeidung einer Frakturkrankheit nicht wünschenswert.

Lösung und Alternativen

Alternativ kann die isolierte Syndesmosenruptur mit einem Syndesmosenhaken versorgt werden. Nach prä- und intraoperativer Sicherung der Diagnose wird hierbei die rupturierte Syndesmose zunächst mittels 3-0 Vicryl-Nähten readaptiert. Die Entlastung der Syndesmose kann dann mit dem von Engelbrecht erstbeschriebenen Syndesmosenhaken geschehen (Abb. 1). Im Gegensatz zur rigiden Stellschraube erlaubt dieser eine gewisse Eigenbeweglichkeit der Fibula im Sinne einer Rotation und einer axialen Gleitbewegung, ohne die Stabilität der Malleolengabel zu gefährden. Die Öse für den Schraubendurchlaß läßt sich den gegebenen anatomischen Verhältnissen entsprechend gegen den Haken verbiegen, ohne daß mit einem Materialbruch gerechnet werden muß. Eine Teilbelastung im Gehgips ist daher nach 2 bis 3 Wochen, die Gipsentfernung und Vollbelastung nach 6 Wochen möglich, ohne daß es zum Implantatversagen kommt.

Weiterführende Tips

→ OSG-Arthroskopie, Gelenkdistraktion.

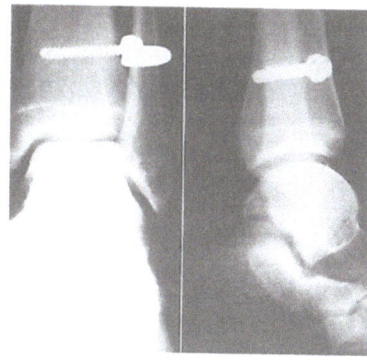

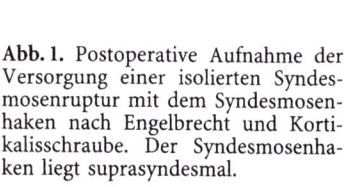

Abb. 1. Postoperative Aufnahme der Versorgung einer isolierten Syndesmosenruptur mit dem Syndesmosenhaken nach Engelbrecht und Kortikalisschraube. Der Syndesmosenhaken liegt suprasyndesmal.

Verfasser

B.C. Heinz

Literatur

Arlinghaus E, Mayer F (1990) Die isolierte Ruptur der vorderen distalen Syndesmose. Akt Traumatol 20:184 – 187

Talusdestruktion, TCNC-Arthrodese

Ziel

Herstellung eines beschwerdefreien, vollbelastbaren Rückfußes nach Zerstörung des Talus und der angrenzenden Gelenke, wobei die Genese zweitrangig ist.

Problem

Die Zerstörung des Talus ist meist Folge eines chronischen Prozesses, während dessen Behandlung mehrere operative Maßnahmen fehlschlugen. Meist herrschen bald desolate Verhältnisse im Bereich des betroffenen Fußes. In der Literatur finden sich neben der Unterschenkelamputation Berichte über Triple-Arthrodesen, tibiocalcaneare Arthrodesen sowie lokale Revision mit sekundärem Wiederaufbau zur Lösung des obengenannten Problems. Die Ergebnisse lassen leider häufig zu wünschen übrig.

Sekundäre Infektionen des Talus entwickeln sich häufig aus septischen Komplikationen nach para- und intraartikulären Frakturen, Gelenkempyemen ohne Knochentrauma und Osteomyelitiden nach aseptischer OSG-Arthrodese. Bei diesen häufig chronischen Veränderungen im Bereich des Talus gestaltet sich die Sanierung aufgrund der vornehmlich kortikalen Knochenverhältnisse, geringen Vaskularisation und dem gering ausgeprägten Weichteilmantel oft schwierig. Zur Vermeidung von z. B. septicopyämischen Komplikationen ist aber eine Fokussanierung zwingend erforderlich, wobei die belastungsabhängigen Beschwerden mit zu beachten sind.

Lösung und Alternativen

Durch die Astragalektomie oder Exstirpation des Talus kann im Rahmen eines radikalen Débridements der Fokus saniert werden. Nach erfolgter Infektberuhigung kann mittels der anschließenden tibio-calcaneo-naviculo-cuboidalen (TCNC)-Arthrodese der Fuß erhalten werden und es entstehen stabile Verhältnisse im Bereich des Rückfußes. Die Stabilisierung der Arthrodese im Ilizarov-Ringfixateur erlaubt bei Vollbelastung der betroffenen Extremität den gleichzeitigen Ausgleich des

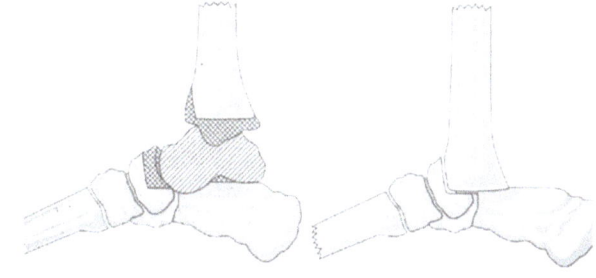

Abb. 1. Schematische Darstel- lung der Resektionsgrenzen zur TCNC-Arthrodese. Die dunklen Areale in der linken Bildhälfte entsprechen den zu resezierenden Strukturen. Die rechte Bildhälfte stellt die TCNC-Arthrodese mit Rückversetzung des Fußes dar.

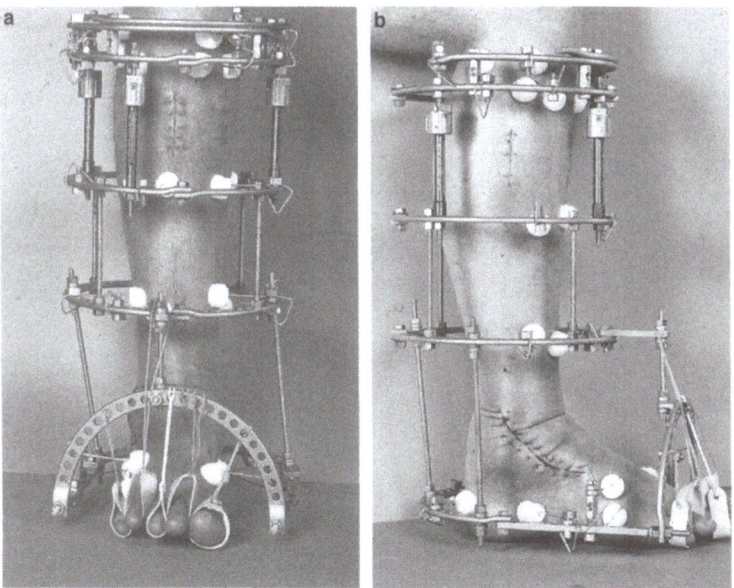

Abb. 2. Klinische Aufnahmen bei liegendem Ring-Fixateur. **a** Frontalansicht. **b** Seitenansicht.

entstandenen Längenverlustes durch eine Kallusdistraktion im Bereich der proximalen Tibia.

Das Prinzip der TCNC-Arthrodese liegt in einer kompletten Talusresektion zur Beseitigung des Fokus, gefolgt von einer sekundären Rekonstruktion eines knöchernen Verbundes zwischen Fußwurzel und Rückfuß mit distaler Tibia. Nach Resektion der tibialen Gelenkflächen inklusive Entfernung des Innen- und Außenknöchels wird die distale Tibia in das calcaneo-naviculo-cuboidale Lager eingefalzt, nachdem die entsprechenden Gelenkanteile reseziert worden sind (Abb. 1). Der Fuß wird zur Verbesserung der Gangabwicklung zurückversetzt. Zur Retention dieser TCNC-Arthrodese wird ein Unterschenkel-Ilizarov-Ringfixateur mit hufeisenförmiger Integration des Fußes angewandt (Abb. 2). Gleichzeitig kann zwecks Verlängerung die Tibia proximal metaphysär corticotomiert und eine Fibulaosteotomie mit Seg-

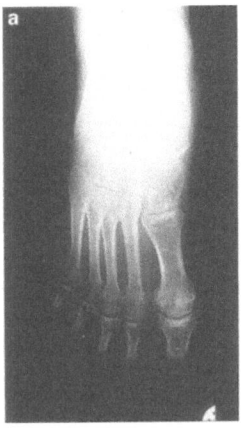

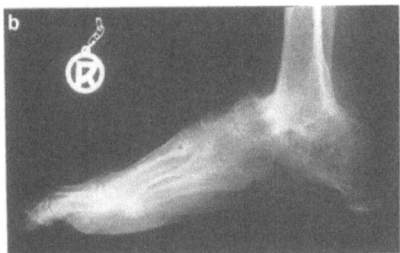

Abb 3. Radiologische Abschlußaufnahmen nach Konsolidierung der TCNC-Arthrodese des Fußes. **a** Anterior-posterior Ansicht. **b** Seitliche Ansicht.

mentresektion von 1 cm durchgeführt werden. Sechs bis zehn Tage postoperativ wird dann mit der Kallusdistraktion begonnen, um den entstandenen Längendefekt auszugleichen. Ein Längendefizit von 1,5 cm sollte belassen werden, da zur besseren Fußabwicklung beim Gehen die Versorgung mit einer Mittelfußrolle erforderlich ist. Nach Abschluß der knöchernen Konsolidierung sowie der Hilfsmittelversorgung ist eine schmerzfreie Fortbewegung bei uneingeschränkter Gehstrecke zu erwarten (Abb. 3).

Weiterführende Tips

→ Ringfixateur, Kabelrollen;
→ Segmenttransport geschlossener, Zugseile;
→ OSG-Arthrodese, dorsaler Zugang.

Verfasser

C.H. Siebert

Literatur

Hawkins BJ, Langerman RJ, Anger DM, Calhoun JH (1994) The Ilizarov technique in ankle fusion. Clin Orthop 303:217 – 225
Ilizarov GA (1992) Transosseous Osteosynthesis. Springer, Berlin Heidelberg New York Tokio
Weber M, Schwer EH, Siebert CH (1999) Fokussanierung einer chronisch sequestrierten Talusosteomyelitis durch TCNC-Arthrodese. Unfallchirurg 102:402 – 405

Tibiakopffraktur, arthroskopisch assistierte Versorgung

Ziel

Bei den Typ-B-Frakturen des Tibiaplateaus gemäß der AO-Klassifikation kommt es definitionsgemäß zu einer Beeinträchtigung der Gelenkfläche. Mit der arthroskopisch assistierten Technik kann man die Gelenkfläche unter Sicht wiederherstellen und präarthrotische Veränderungen minimieren.

Problem

Die Wiederherstellung des Tibiaplateaus unter zu Hilfenahme des Bildverstärkers (BV) gestattet keine valide Aussage über die eigentliche Gelenkfläche. Eine entsprechende Stufenbildung würde aber zu einer sukzessiven Zerstörung des Kniegelenkes führen. Ein offenes Vorgehen erfordert häufig ein zusätzliches Abhängen des Meniskus und führt zu einer weiteren Traumatisierung des Gelenkes.

Lösung und Alternativen

Durch eine arthroskopisch assistierte Versorgung kann möglichst schonend, minimal-invasiv vorgegangen werden. Iatrogene Schädigungen des Weichteilmantels und der propriozeptiven Strukturen können minimiert werden. Zusätzlich ist die Versorgung von intraartikulären Begleitverletzungen im Rahmen eines solchen Vorgehens möglich.

Eine möglichst stufenlose Wiederherstellung des Tibiaplateaus steht im Vordergrund jeder Frakturversorgung. Gerade die B1- und B2-Frakturen des Tibiakopfes eignen sich zu einem kombinierten Vorgehen: Mittels BV kann die Osteosynthese minimal-invasiv erfolgen, während die Arthroskopie die Kontrolle der Gelenkrekonstruktion ermöglicht. Durch die beiden Systeme wird das Verfahren technisch anspruchsvoll und stellt eine platztechnische Herausforderung dar. Es folgt die extraartikuläre Reposition der Gelenkfraktur unter arthroskopischer und radiologischer Kontrolle sowie die extraartikuläre Fixation des Repositionsergebnisses nach Spongiosaplastik.

Im Folgenden wird ein Versorgungsbeispiel anhand einer B2-Fraktur des lateralen Tibiaplateaus aufgezeigt: Im Rahmen der diagnostischen

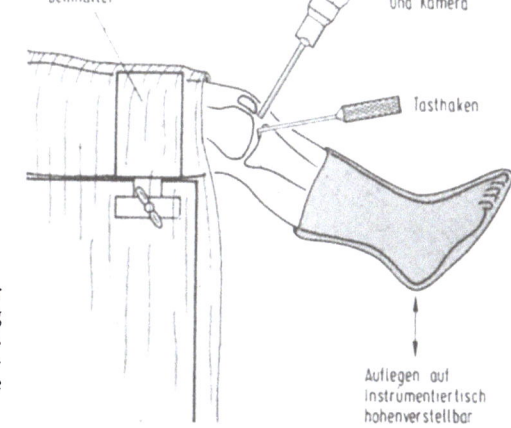

Abb. 1. Darstellung der üblichen Beinabdeckung für die Arthroskopie. Man beachte die Abdeckung für eine eventuelle Spongiosaentnahme.

Arthroskopie erfolgt die übliche Darstellung aller Gelenkabschnitte, ggf. mit Revision der Kniebinnenschäden, nach ausgiebiger Spülung (**CAVE:** Flüssigkeitsübertritt i. S. eines Kompartment-Syndroms). Die typi-

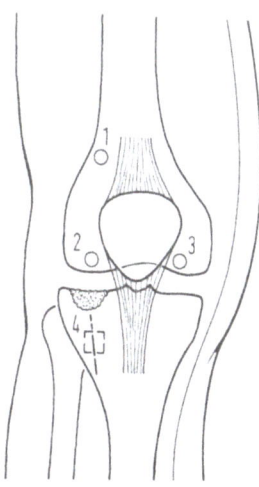

Abb. 2. Lokalisation der Standardzugänge und des Zuganges zum Tibiakopf.

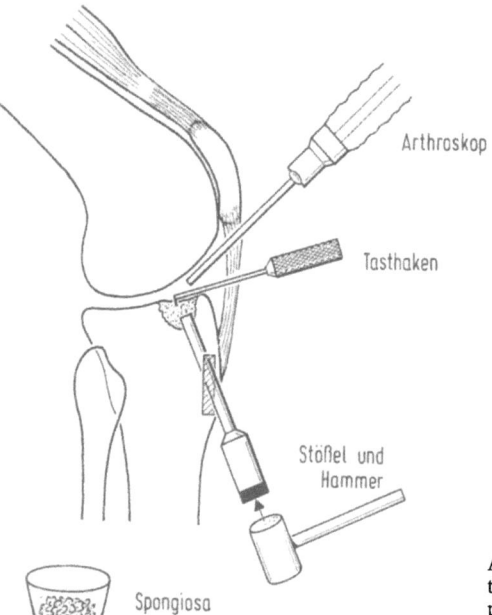

Arthroskop

Tasthaken

Stößel und
Hammer

Spongiosa

Abb. 3. Anheben der imprimierten Frakturzone unter arthroskopischer Kontrolle.

schen Portale kommen zur Anwendung. Die Frakturzone und das Ausmaß der Dislokation werden dargestellt (Abb. 1). Danach erfolgt der Hautschnitt über dem ventrolateralen Aspekt des Tibiakopfes ca. 4 – 5 cm unterhalb des Gelenkspaltes (Abb. 2). Über ein Knochenfenster kann die imprimierte Gelenkfläche mit einem Stößel unter Sicht schritt-

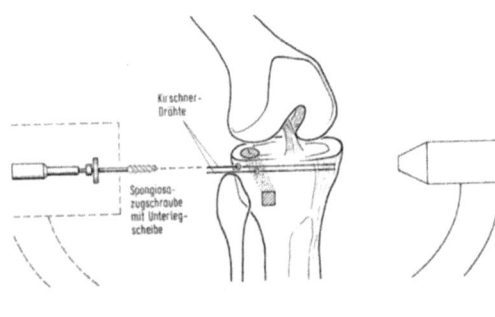

Kirschner-
Drähte

Spongiosa-
zugschraube
mit Unterleg-
scheibe

Abb. 4. Osteosynthetische Absicherung des Repositionsergebnisses.

weise angehoben werden. Der Defekt sollte nach erfolgreicher Reposition mit Spongiosa oder einem Knochenersatz unterfüttert werden (Abb. 3). Über Stichinzisionen 2 – 3 cm unterhalb des Gelenkspaltes am lateralen Tibiakopf werden z. B. 2 K-Drähte parallel zur Gelenkfläche durch den Stößelkanal und die Spongiosaplastik eingebracht (Abb. 4). Nach BV-Kontrolle können die Drähte überbohrt und unter arthroskopischer Kontrolle kanulierte Spongiosaschrauben plaziert werden. Man kann eine frühfunktionelle Nachbehandlung inklusive Bewegungsschiene anschließen. Sohlenkontakt (bis 10 kg Teilbelastung) sollte bis Ende der 6. postoperativen Woche beibehalten werden.

Das alt bewährte, offene Vorgehen liefert vergleichbare Ergebnisse, erfordert aber eine zusätzliche Arthrotomie.

Weiterführende Tips

→ Instrumente, OP, Halterung;
→ Knochenersatzstoff, (β-Tricalciumphosphat);
→ Kompartmentdruckmessung, mobile;
→ Reposition, Joystick-Technik.

Verfasser

C.H. Siebert

Literatur

Troullier HH, Krüger-Franke M, Kugler A, Rosemeyer B (1995) Die Operationstechnik der arthroskopisch assistierten Osteosynthese der Tibiaplateaufraktur. Sportorthop Sporttraumatol 11:100 – 104

Unterschenkelfraktur, UTN und Zangenfixateur

Ziel

Zusätzliche Stabilisierung einer mit UTN versorgten, hochgradig instabilen Unterschenkelfraktur mit temporär extern angebrachtem Zangenfixateur.

Problem

Hochgradig instabile Tibiaschaftfrakturen, wie z. B. Frakturen des 2. und 4. Fünftels (wegen der Aufweitung der Markhöhle), Segmentfrakturen oder Frakturen mit Defektzonen, zählen zu den Grenzindikationen für den UTN. Wenn man dennoch die Vorteile der unaufgebohrten Marknagelung, nämlich die Schonung der endostalen Durchblutung und das geringe zusätzliche operative Weichteiltrauma nutzen möchte, muß man durch zusätzliche Maßnahmen primäre oder sekundäre Fehlstellungen vermeiden oder beseitigen.

Lösung und Alternativen

Als wertvolle additive Stabilisierungsmöglichkeit kann der AO-Zangenfixateur (Synthes GmbH) in derartigen Fällen eingesetzt werden (Abb. 1). Die Zangen des Fixateurs werden hierbei ähnlich wie Repositionszangen durch Stichinzisionen der jeweiligen Kortikalis äußerlich

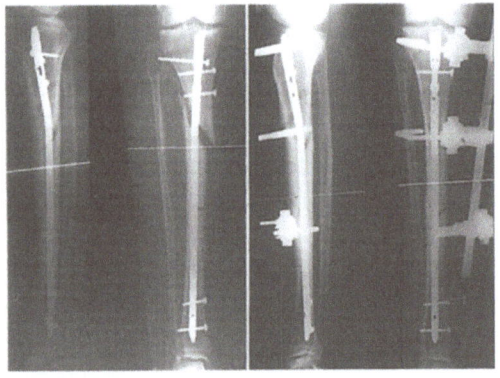

Abb. 1. Versorgung einer instabilen C2.2-Segmentfraktur des Tibiaschaftes mit UTN und sekundärer perkutaner Applikation des Zangenfixateurs wegen Valgusfehlstellung unter Mobilisation.

aufgesetzt. Dadurch, daß die Zangen die Kortikalis nicht penetrieren, kommt es nicht zu einem Kontakt mit dem intramedullären Implantat. Die Applikation der Zangen erfolgt mittels eines arretierbaren Handgriffes, wobei die Position abhängig vom Weichteilschaden frei gewählt werden kann. Die Verbindung der Zangen erfolgt mit den gängigen Rohrbacken und Stangen. Der Zangenfixateur kann bei diesem Vorgehen schon vor dem UTN im Sinne einer Repositionshilfe, bei erwarteter hochgradiger Instabilität primär oder auch erst sekundär bei eingetretener Redislokation eingesetzt werden und wird nach Röntgenkontrollen und Zeichen der zunehmenden Konsolidation entfernt.

Weiterführende Tips
→ UTN, Pollerschraube; → Ringfixateur, Hexapode.

Verfasser
B.C. Heinz

Literatur
Schütz M, Südkamp N, Guy P, Asbach O, Kolbeck S (1996) Der neue AO-Zangenfixateur in Kombination mit dem unaufgebohrten Tibiamarknagel zur Versorgung hochgradig instabiler Tibiaschaftfrakturen. Akt Traumatol 26:287–291

UTN, Pollerschraube

Ziel

Vermeidung von Redislokationen im Varus- oder Valgussinne bei der unaufgebohrten Tibiamarknagelung durch die Verwendung von „Pollerschrauben".

Problem

Der unaufgebohrte Tibiamarknagel (UTN) muß proximal und distal verriegelt werden, weil er sich als „Loose-fitting-Implantat" im Gegensatz zum aufgebohrten Marknagel nicht in der Markhöhle verklemmt. Trotzdem kann es bei korrekter Reposition und Verriegelung wegen der geringen Kippstabilität des Implantates, insbesondere bei weit proximal gelegenen Frakturen, zur sekundären Redislokation im Varus- oder Valgussinne kommen.

Lösung und Alternativen

Bei reponierbaren Fehlstellungen mit Redislokationstendenz kann die Redislokation mit sperrenden Pollerschrauben verhindert werden. So können beispielsweise medial vom Nagel eingebrachte Pollerschrauben einer Varustendenz, lateral davon eingebrachte Schrauben einer Valgustendenz entgegenwirken (Abb. 1). Verwendet werden übliche Ver-

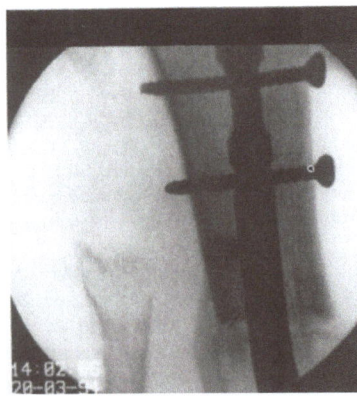

Abb. 1. Korrektur von Fehlstellungen mit „Pollerschraube". Bei reponierbaren Fehlstellungen mit Redislokationstendenz kann die Redislokation mit sperrenden Pollerschrauben verhindert werden. Im vorliegenden Beispiel einer Kallusdistraktion über den Nagel bestand eine reponierbare Valgusfehlstellung mit starker Redislokationstendenz, die durch die beiden in der Frontalebene liegenden proximalen Verriegelungsbolzen nicht verhindert wurde. Erst das Einbringen der Pollerschraube lateral des Nagels in a.p.-Richtung verhinderte die Lateralisierungstendenz des Implantates und damit die Valgusfehlstellung.

riegelungsbolzen der Stärke 3,2/3,9 mm, die in leichter Überkorrektur mit Hilfe des strahlentransparenten Winkelgetriebes in a.p.-Richtung eingebracht werden. In dieser Weise werden mit geringem Aufwand Redislokationen vermieden und die Stabilität des Knochen-Implantat-Verbunds erhöht.

Weiterführende Tips

→ Unterschenkelfraktur, UTN und Zangenfixateur;
→ Marknägel, Verriegelung, röntgenstrahlendurchlässiges Getriebe.

Verfasser

B.C. Heinz

Literatur

Krettek C, Schandelmaier P, Rudolf J, Tscherne H (1994) Aktueller Stand der operativen Technik für die unaufgebohrte Nagelung von Tibiaschaftfrakturen mit dem UTN. Unfallchirurg 97:575 – 599

Venenpunktion schmerzlose, Kinder

Ziel

Schmerzloses Anlegen eines intravenösen Zuganges bei Kindern.

Problem

In manchen Situationen ist es in der Kinderanästhesie wünschenswert oder auch unumgänglich einen intravenösen Zugang zu haben, um die Narkose einzuleiten (z. B.: Rapid-Sequence-Induction beim nicht nüchternen Kind, triggerfreie Narkose bei erhöhtem Risiko auf maligne Hyperthermie). Bei vielen Kindern löst bereits der Anblick der Kanüle Angst aus. Bedingt durch den Einstichschmerz kann es dann zu heftigen Abwehrbewegungen kommen, die das Anlegen des Zuganges noch weiter erschweren und unter Umständen dazu führen, daß mehrfach punktiert werden muß. Dieser Vorgang kann für das Kind also in sehr traumatischer Erinnerung bleiben.

Lösung und Alternativen

Man kann die Haut über einer zu punktierenden Vene örtlich betäuben, in dem man EMLA®-Creme bzw. -Pflaster (Eutectic Mixture of Local Anesthetics-Lidocain 2,5 % + Prilocain 2,5 %, Astra GmbH) auf der vorgesehenen Stelle anbringt. Dieses kann zusammen mit der Prämedikation angeordnet werden. Zu berücksichtigen ist hierbei, daß die Creme bzw. das Pflaster ausreichend lange einwirken muß (45 min), um eine Hypoästhesie der darunter liegenden Haut zu erzeugen. Es muß also rechtzeitig präoperativ angebracht werden. Außerdem sollte das EMLA®-Pflaster einige Minuten vor der eigentlichen Punktion wieder entfernt werden, da eine hierdurch verursachte Venokonstriktion auf diese Weise häufig wieder rückläufig ist. Das Anlegen eines intravenösen Zuganges läßt sich mit diesem Verfahren für das Kind viel komfortabler gestalten, was die Punktion ebenfalls vereinfacht. EMLA® sollte nicht auf Schleimhäuten angebracht werden, da sonst eine Methämoglobinämie verursacht werden kann.

Weiterführende Tips

→ Intrakutannaht, versenkte resorbierbare.

Verfasser

H.-F. Gramke, M.A.E. Marcus, H.M. Loick

Verbundosteosynthese, lokale Chemotherapie

Ziel

Stabilisierung von tumorbedingten Knochenläsionen mittels Verbundosteosynthese und Eindämmung des Tumorwachstums durch Anreicherung des Knochenzementes mit einem Chemotherapeutikum.

Problem

Die Nebenwirkungen der systemisch applizierten Chemotherapie machen weiterhin den Patienten und Therapeuten bei der Therapie von Tumorleiden zu schaffen. Um vor Ort eine entsprechend hohe, wirksame Konzentration zu erreichen, müssen z. T. systemische Wirkungen in Kauf genommen werden. Die lokale Antibiotika-Gabe über die Trägersubstanz Knochenzement hat sich schon lange bewährt, für Methotrexat konnte im Tierversuch ein vergleichbares Trägersystem eingesetzt werden.

Um pathologische Frakturen v. a. im Bereich der unteren Gliedmaßen zu verhindern, ist es bei metastasierenden Tumorleiden erforderlich, die Knochenläsion prophylaktisch mittels Verbundosteosynthese zu stabilisieren. Bei aggressiven Verlaufsformen mit Weichteilbeteiligung kommt die Osteosynthese in mitten von Tumorgewebe zu liegen. Der Operateur wünscht sich dann häufig eine Möglichkeit, das rapide Wachstum der Metastase einzudämmen. Dieses Vorgehen kann auch eine wertvolle Erweiterung in der Therapie von primären Knochentumoren darstellen.

Lösung und Alternativen

Eine hohe Konzentration eines Chemotherapeutikums ohne die systemische Belastung zu erreichen, ist der Wunsch eines jeden Onkologen. Dies kann im Rahmen von z. B. Verbundosteosynthesen zur Vermeidung von Lokalrezidiven oder durch Eindämmung der Tumorprogression unter zur Hilfenahme von Knochenzement ermöglicht werden. Indem man dem Knochenzement ein hitzestabiles Chemotherapeutikum untermischt, kann eine extrem hohe lokale Konzentration des

Pharmakons erreicht werden. Für Methotrexat konnte in der Redondrainagenflüssigkeit eine Konzentration 10.000mal höher als im Blut nachgewiesen werden. Das Chemotherapeutikum diffundiert für mindestens 3 Wochen aus dem Zement, ohne das systemische Nebenwirkungen zu befürchten sind. Beim Einmischen von z. B. Methotrexat müssen entsprechende Schutzmaßnahmen für das Personal berücksichtigt werden.

Zu bemerken bleibt, daß die Chemotherapeutika für diese Art der Applikation meist nicht zugelassen sind. Bei entsprechend dramatischen Verläufen kann ein solches Vorgehen mit dem Patienten, seinen Angehörigen und den betreuenden Onkologen diskutiert werden.

Weiterführende Tips
→ Platte, intramedulläre; → Verbundosteosynthese, modifizierte.

Verfasser
C.H. Siebert

Literatur
Hernigou PH, Thiéry JP, Benoit J, Voisin MC, Leroux P, Hagege G, Delepine G, Goutallier D (1989) Methotrexate diffusion from acrylic cement – local chemotherapy for bone tumours. J Bone Joint Surg 71-B:804–811

Verbundosteosynthese, modifizierte

Ziel

Versorgung von pathologischen Frakturen mit Plattenosteosynthese und modifizierter Verbundtechnik.

Problem

Bei pathologischen Frakturen durch metastatische Tumorabsiedlung oder extreme Osteoporose reicht die Stabilität einer konventionellen Plattenosteosynthese nicht aus. Die bekannten Techniken der Verbundosteosynthese mit Auffüllen der Osteolyse und der Markhöhle mit Palacos führen an der unteren Extremität zu einer guten primären Belastungsstabilität und oft auch zu einer dauerhaften Belastbarkeit. An der oberen Extremität ist eine Belastungsstabilität zum einen nicht erforderlich, zum anderen behindert der in großer Menge in die Markhöhle eingebrachte Knochenzement die Knochenernährung und eine stattfindende Frakturheilung.

Lösung und Alternativen

Bei pathologischen Frakturen an der oberen Extremität, insbesondere am proximalen Ende und am Schaft des Oberarmes, genügt die stabile Fixierung eines geeigneten Metallimplantates, um Funktionsstabilität

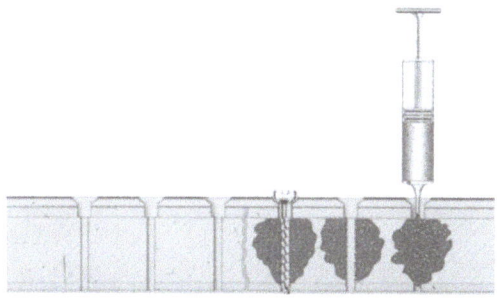

Abb. 1. Operationsschritte bei modifizierter Technik der Verbundosteosynthese mit Platte und Zement: Bohren der Schraubenlöcher in der plattenseitigen Kortikalis, Auffüllen mit Knochenzement, nach Aushärten definitives Bohren, Gewindeschneiden und Eindrehen der Schrauben.

zu erreichen. Hierbei wird nicht die Markhöhle mit Knochenzement aufgefüllt, dieser wird lediglich in die Schraubenlöcher appliziert (Abb. 1). Nach Reposition wird eine breite AO-Platte mit Haltezangen vorläufig fixiert und in der plattenseitigen Kortikalis werden Schraubenlöcher gebohrt. Dann werden einige Milliliter Knochenzement eingepreßt, nach Aushärten werden die Schraubenlöcher definitiv gebohrt. Nach dem Gewindeschneiden werden die Schrauben eingedreht und angezogen.

Weiterführende Tips

→ Verbundosteosynthese, lokale Chemotherapie;
→ Winkelplatte, Plattensitzinstrument.

Verfasser

B.C. Heinz

Literatur

Strube HD (1999) Stabilitätsverbesserung der Plattenosteosynthese am pathologisch geschwächten Knochen mittels modifizierter Verbundosteosynthese. OP-Journal 15:94–96

Winkelplatte, Plattensitzinstrument

Ziel

Modifiziertes Plattensitzinstrument zur Erleichterung der achsengerechten Vorbereitung des Klingensitzes bei der Winkel- und Kondylenplattenosteosynthese.

Problem

Bei der exakten Implantation einer Winkel- oder Kondylenplatte am proximalen und distalen Femur sind bei der Vorbereitung des Klingensitzes drei Winkel zu beachten. Der Flügel des vorhandenen Plattensitzinstruments aus dem AO-Winkelplatten-Instrumentarium liegt auf Grund seiner geringen Länge im Bereich des Trochanter major oder der Kondylenregion nicht den anatomischen Krümmungen des Femur korrekt an. Hierdurch kann es zu erheblichen Abweichungen des Klingenlagers in der Frontal- und Sagittalebene, insbesondere aber auch der Rotation relativ zur Längsachse des Femur kommen. Nur der klingennahe Anteil der Platte wird durch den Flügel annähernd simuliert. Erheblich verstärkt werden die Ungenauigkeiten noch im Falle einer langstreckig überbrückenden biologischen Osteosynthese.

Lösung und Alternativen

Durch einfachen Austausch des Standardflügels von 5,8 cm Länge gegen einen aus V2A-Stahl angefertigten Flügel mit 15 cm Länge kann das Plattensitzinstrument den jeweiligen Gegebenheiten ungleich besser angepaßt werden, zumal wenn der Austauschflügel flexibel gearbeitet ist. Zusätzlich hergestellte Aufsteckschablonen von 10, 15 und 20 cm Länge erhöhen nochmals die Genauigkeit bei langstreckig überbrückkenden Osteosynthesen (Abb. 1). Das wie beschrieben angepaßte Instrumentarium kann an die Schenkelhals- und Oberschenkelrolle anatomisch angepaßt werden, ermöglicht eine sichere Ausrichtung in der Frontal- und Sagittalebene und eine exakte Einstellung der Rotation des Klingenlagers zur Femurlängsachse. Es erlaubt eine digitale und instrumentelle Fixierung und ist universell einsetzbar für alle Formen der Winkel- und Kondylenplattenosteosynthesen.

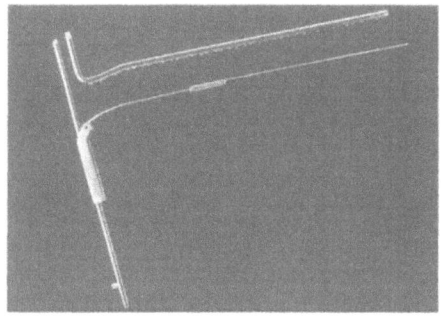

Abb. 1. Modifiziertes Plattensitzinstrument mit 20 cm langer Aufsteckschablone im Vergleich zur 22-Loch-Kondylenplatte. Durch die Modifikation ist intraoperativ eine exakte Positionierung der langen Kondylenplatte gewährleistet.

Verfasser

B.C. Heinz

Literatur

Böhmer G, Böhm HJ, Hierholzer G (1993) Modifikation der AO-Führungsplatte und Anwendung von Aufsteckschablonen bei der Winkel- und Kondylenplattenosteosynthese. OP-Journal 1:76–78

Wundverschluß, Hautzugverfahren

Ziel

Hautzugverfahren zum sekundären Wundverschluß.

Problem

Inzisionsdefekte der Haut, wie sie z. B. nach einer Kompartment-spaltung am Unterschenkel regelhaft auftreten, resultieren aus einer Wundrandretraktion, möglicherweise in Kombination mit einer Volumenzunahme der Körperregion, ohne daß ein wirklicher Gewebeverlust vorliegt. Dennoch läßt sich häufig ein einschrittiger Verschluß nicht erreichen, so daß die Defektdeckung in aller Regel mittels Spalthauttransplantat durchgeführt werden muß.

W

Lösung und Alternativen

Durch das Verfahren der dynamischen Hautnaht, das sich neben den mechanischen Eigenschaften der Haut auch biologisch-proliferative Effekte zu Nutze macht, kann auf die Spalthauttransplantation verzichtet werden. Das Prinzip des Verfahrens besteht in einer nachspannbaren Rückstichnaht in Einzelknopftechnik, bei der über eine gleichmäßige Verteilung der Zugkräfte auf den gesamten Wundrand ein chronisch-intermittierender Traktionseffekt erzeugt wird. Dies ermöglicht eine schrittweise Defektverkleinerung bis zum vollständigen Verschluß. Das Verfahren kann primär im Anschluß an die Fasziotomie durchgeführt werden, wobei die Fäden nur spannungsfrei vorgelegt werden dürfen. Bei sekundärer Durchführung werden zunächst sparsam die Wundränder exzidiert und mobilisiert, dann werden mit kräftigem monofilen Nylonfaden Einzelknopfnähte in Rückstichtechnik und deutlichem, ca. 5 mm großem Abstand zum Wundrand gelegt. Unter die Fa-

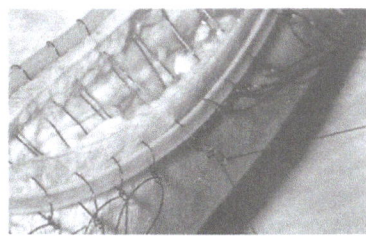

Abb. 1. Dynamische Hautnaht – Die Redondrainagen werden parallel zum Wundrand mit einer Rückstichnaht nach Donati fixiert.

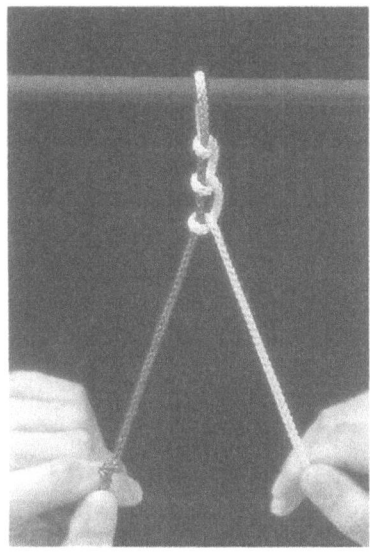

Abb. 2. Dynamische Hautnaht – Herstellung des „Rutschknotens" für das Hautzugverfahren.

denschlaufen bzw. Knoten kommen beiderseits nicht perforierte Anteile von Redondrainagen der Größe Charr. 16 zu liegen (Abb. 1). Mit einem Fadenende werden nun parallele Einhandknoten („Rutschknoten") gelegt, die ein schrittweises Zuziehen der Naht erlauben, hingegen ein Zurückrutschen verhindern (Abb. 2). Praktikabel ist, hierbei ein Fadenende zu markieren, z. B. das wundrandferne mit einem Knoten, um ein späteres Verklemmen der Knoten durch Zug in falscher Richtung zu verhindern. Bei nachlassender Fadenspannung kann ab dem 2. oder 3. postoperativen Tag durch erneutes Zuziehen der Defekt schrittweise verkleinert werden.

Weiterführende Tips
→ Hautverschluß dynamischer, vereinfachtes Vorgehen.

Verfasser
B.C. Heinz

Literatur
Bettag C, Böhm HJ (1998) Hautdistraktion – ein Verfahren in der Behandlung sekundärheilender Wunden. Akt Traumatol 28:S66–S70

Bettag C, Böhm HJ, Hierholzer G (1996) Hautzugverfahren zum sekundären Wundverschluß. OP-Journal 1:65–68

Böhm HJ, Hierholzer G, Strich R (1994) Dynamische Hautnaht zum Verschluß des Inzisionsdefektes nach Kompartmentspaltung. Akt Traumatol 24:140–145

Zuggurtung, resorbierbare

Ziel

Verwendung von resorbierbarem Material bei der Zuggurtungs-osteosynthese.

Problem

Die Zuggurtungsosteosynthese gehört zu den Standardeingriffen in der operativen Frakturbehandlung und stellt am Akromioklavikulargelenk, bei Frakturen von Olekranon, Patella und Innenknöchel eine einfache und elegante Fixationsmethode dar. Wegen der dünnen Weichteildeckung an den genannten Lokalisationen kommt es gelegentlich trotz der geringen, wenig auftragenden Menge implantierten Materials an der Verquirlung der Drahtschlinge zum Auftreten von Schmerzen und Hautirritationen bis hin zur Fistelung. Außerdem ist zur Materialentfernung eine erneute relativ ausgedehnte Freilegung notwendig.

Lösung und Alternativen

Zur Vermeidung von Weichteilproblemen kann der Zuggurtungsdraht durch resorbierbares Material ersetzt werden. Die beiden Kirschner-Drähte von 1,2 bis 1,8 mm Dicke werden in üblicher Weise eingebracht, dann mit zwei resorbierbaren Vicryl-Fäden der Stärke 2 umschlungen, wobei diese jeweils separat in Achtertouren gelegt und geknüpft werden. Reposition und Röntgenkontrolle erfolgen unverändert zum Standardvorgehen. Zur Materialentfernung reicht es, die beiden Kirschner-Drähte über Stichinzisionen zu bergen. Eine neuerliche Freilegung entfällt.

Weiterführende Tips

→ Klavikulafraktur, Naht-technische Versorgung;
→ Schultereckgelenk, implantatfreie Rekonstruktion.

Verfasser

B.C. Heinz

Literatur

Wissing JC, Werken Cvd (1991) Die Zuggurtungsosteosynthese aus resorbierbaren Material. Unfallchirurg 94:45–46

Zuggurtung, Sicherung der Reposition

Ziel

Verfahren zur Reposition und Sicherung der Reposition bei Zuggurtungsosteosynthesen.

Problem

Zuggurtungsosteosynthesen sind ein verbreitetes Verfahren zur operativen Versorgung von Frakturen des Olekranon, der Patella, des Innen- und gelegentlich auch des Außenknöchels. Die Reposition und ihre Sicherung ist bei Frakturen des Olekranon und des Innenknöchels manchmal schwierig, weil die eine Branche der spitzen Repositionszange am Schaft oder im Bohrloch für den Zuggurtungsdraht keinen rechten Halt findet.

Lösung und Alternativen

Durch Modifikation der spitzen Repositionszange, indem nämlich an der einen Branche eine gabelförmige Halterung angebracht wird, lassen sich viele Schwierigkeiten bei der Reposition umgehen. Die gabelförmige Branche kann an einem temporär eingebrachten Kirschner-Draht knochennah fixiert (Abb. 1) oder an der zur proximalen Verankerung des Cerclage-Drahtes dienenden Schraube angesetzt werden. So läßt sich eine gute Reposition und Kompression erreichen. Der sichere Halt ermöglicht auch Durchleuchtungskontrollen ohne die Gefahr einer Redislokation.

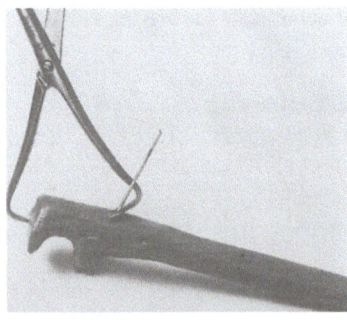

Abb. 1. Anwendungsprinzip der modifizierten Repositionszange bei Olekranonfrakturen: Die Zange findet Halt an einem temporär eingebrachten Kirschner-Draht.

Weiterführende Tips
→ Zuggurtung, resorbierbare.

Verfasser
B.C. Heinz

Literatur
Lukosch C, Kunze K (1991) Ein Verfahren zur Reposition und intraoperativen Repositionssicherung bei Zuggurtungsosteosynthesen. Akt Traumatol 21:75–76

Z

Herstellerverzeichnis

Produkt	Hersteller
Ahle, Biosorb®	Aesculap AG Am Aesculap-Platz D-78532 Tuttlingen
EMLA	Astra GmbH D-22876 Wedel
Kormed Nadel	Baxter Healthcare Corp. One Baxter Parkway Deerfield, IL 60015 USA.
Nitinol	BioResearch Innovation 83140 Six-Fours Frankreich
KODIAG	Braun Dexon GmbH Postfach 1251 D-34283 Spangenberg
Surfast Nadel	Cook Critical Care P.O. Box 489, Bloomington Indiana 47402 – 0489, USA
Sulmycin-Implant	Essex Pharma GmbH, Thomas-Dehler-Str. 27 D-81737 München
Vicryl, Teflon-Plättchen	ETHICON GmbH Robert-Koch-Str. 1 D-22851 Norderstedt
Modif. Verband	Feierabend Orthopädietechnik Gollierstr. 70 D-80339 München

Produkt	*Hersteller*
Film	Kodak AG Hedelfinger Str. 54-60 D-70327 Stuttgart
Stack'sche Schiene	Link GmbH & Co Barkhausenweg 10 D-22339 Hamburg
Leeds-Keio-Band	Neoligaments Ltd. 28-30 Blenheim Terrace Leeds LS2 9HD, United Kingdom
Hexapoden, Calcaneus-Platte	Litos GmbH Eiffestr. 664 D-20537 Hamburg
Norian SRS	Mathys Am Bergbaumuseum 31 D-44791 Bochum
Magnatronce®	Medicalis Medizintechnik GmbH Siemensstr. 27 D-30827 Garbsen
Septopal	E. Merck Frankfurter Str. 250 D-64271 Darmstadt
Carpal box	Orpidem Int. Wageningse Str. 53 Zetten, Holland
Colloss	OssacurMedical Products GmbH & Co. KG Benzstr. 2 D-71720 Oberstenfeld

Produkt	*Hersteller*
Pfannendachschalen Müller, **Burch-Schneider Ring**	Protek Sulzermedica Merzhauserstr. 112 D-79100 Freiburg
Samarit-Repocuff	Samarit Medizintechnik AG Dorfplatz 4 CH-8126 Zumikon/Zürich
Taylor Spatial Frame	Smith & Nephew 450 Brooks Road Memphis, TN 38116, USA Osterbrooksweg 71 D-22869 Schenefeld
Intra-Compartmental **Pressure Monitor** Ortholav	Stryker, 4100 E. Milham, Kalamazoo, MI 49001, USA Gewerbeallee 18 D-45478 Mülheim an der Ruhr
Winkelgetriebe der AO **Zwinge** **UFN**	Synthes GmbH Im Kirchhürstle D-79106 Freiburg
Zangenfixateur	Synthes Medizinaltechnik GmbH Postfach 102249 D-44722 Bochum
Repositionshaken	Ulrich GmbH & Co. Buchbrunnenweg 12 D-89081 Ulm-Jungingen
Paraderm-Handschuh	Vigard Medical Products Frinton-on-Sea United Kingdom

Produkt	*Hersteller*
Vorthoflex	VORTH Medizintechnik GmbH Schützenweg 10 D-82205 Gilching

Bildnachweis

Tips & Tricks	Abbnr.	Quelle
Achillessehnennaht, perkutane	1	Pässler HH (1998) Die perkutane Achillessehnennaht. Sportorthop Sporttraumatol 14:93–95
Amputat, Transport	1	Lopatecki M (1990) Der richtige Transport abgetrennter Gliedmaßen. Dt Ärztebl 87: C:206
Amputate, Management	1	Krettek C, Glüer S, Tscherne H (1996) Fraktur und Weichteilschaden. Chir Praxis 51:111–141
Außenbandapparat, Rekonstruktion mit Peronaeus-brevis-Sehne	1	Colville MR, Grondel RJ (1995) Anatomic reconstruction of the lateral ankle ligaments using a split peroneus brevis tendon graft. Am J Sports Med 23:210–213
Azetabulumfraktur, primäre TEP	1	Berkhoff M, Kroge Hv, Dallek M, Meenen NM (1997/98) Primärer alloarthroplastischer Gelenkersatz bei der Azetabulumfraktur des alten Menschen. Chir Praxis 53:643–650
Bauchtrauma penetrierendes, Versorgung	1	Schwarz N, Kaminski M, Hirner A, Hinterthaner M (1994) 34 penetrierende Bauchtraumen: Was haben wir gelernt? Langenbecks Arch Chir Suppl: 523–525
Bauchtrauma, partielle Milzerhaltung	1, 2, 3	Altmeier G, Böhmer G (1988) Partielle Milzerhaltung durch Anwendung der Klammernahttechnik. Chirurg 59:172–174
Beckenringverletzung, Notfallversorgung	1, 2, 3, 4	Synthes® Bulletin (1991) Notfall-Beckenzwinge zur Schockbekämpfung bei dorsalen Beckenringverletzungen 86:1–4. Synthes-Produkte. Hersteller Mathys AG Bettlach
Bennettsche Luxationsfraktur, Repositionshilfe	1	Haas HG (1994) Repositionsinstrument für den Bennett Bruch. Operat Orthop Traumatol 6:143–145
Blutsperre, Anwendung	1	Savvidis E, Parsch K (1999) Prolongierte passagere Paralyse nach pneumatischer Blutsperrenanwendung am Oberarm. Unfallchirurg 102:141–144
Blutstillung, Vena cava	1	McLoughlin J, Boyle PJ (1993). Control of torrential haemorrhage of the vena cava using Foley catheters. Br J Urol 74:515
Blutung, Urethra	1	Fishman IJ, Perez E (1992) Simple technique for acute management of urethral hemorrhage. Urology 34:294
Drainage	1	Redman JF, Welch LT, Bissada NK (1975) Technique for removing entrapped penrose drains. Urology 6 (3):371

Durchleuchtung intraoperativ, Strahlenschutzhinweise	1	Wolf K, Bohndorf K, Vollert K, Kopp J (1996) Bildgebende Verfahren und Strahlenschutz in der Unfallchirurgie. Unfallchirurg 99:97–985
Fersenbeinfraktur, „Low-contact-Calcaneus-Platte"	1, 2	Bauer G, Kinzl L (1996) „Low-contact-Platte" zur Stabilisierung der dislozierten intraarticulären Calcaneusfraktur. Chirurg 67:1129–1134
Fibulaosteosynthese, intramedulläre	1	Gianom D, Fenner A (1996) Osteoporosegerechte Fibulaosteosynthese durch Marknagelung mit dem „Oberholzer-Nagel". Chir Praxis 51:627–637
Fixateur externe, radiologische Verlaufsdokumentation	1, 2	Johnson TC, McGanity PLJ (1994) Imaging of fractures with external fixators using flexible cassettes. J Bone Joint Surg 77–B:157–158
Gefäßligatur	1	Cobb OE, Palken M (1991) Facilitation of deep vessel ligation. Urology 37:374
Gelenkempyem, Jet-Lavage	1	Witt SN, Betz A, Hierner R, Schweiberer L (1992) Arthroskopische Behandlung von Gelenkinfekten mit Hilfe der Jet-Lavage. Arthroskopie 5:140–142
Hautverschluß dynamischer, vereinfachtes Vorgehen	1, 2	Siebert CH, Weber M (1998) Hausinterne Kommunikation
HKB-Ausriß, Krallenplättchen	1	Lobenhoffer P, Lattermann C, Krettek C, Blauth M, Tscherne H (1996) Rupturen des hinteren Kreuzbandes: heutiger Behandlungsstand. Unfallchirurg 99:382–399
Hodenhochlagerung	1	Schoenberg M, Kelly A, Siegel A, Hanno P, Wein A (1989) The Kelly scrotal bridge. Urology 33 (Suppl. Urotech):17
Hüftluxation hintere, Ein-Mann-Repositionstechnik	1	Herwig-Kempers AH, Veraart BEEMJ (1993) Reduction of posterior dislocation of the hip in prone position. J Bone Joint Surg 75-B:328
HWS-Stabilisierung, Kleinkinder-gerecht	1, 2	Herzenberg JE, Hensinger RN, Dedrick DK, Phillips WA (1989) Emergency transport and positioning of young children who have an injury of the cervical spine. J Bone Joint Surg 71–A:15–22
Innenknöchel, Defektdeckung	1, 2, 3, 4	Siebert CH, Höfler HR, Hansis M (1995/1996) Weichteildefektdeckung am Innenknöchel. Chir Praxis 50:81–86
Instrumente, OP, Halterung	1	Lampel A (1998) eigene Abbildung
Intrakutannaht, versenkte resorbierbare	1, 2, 3, 4	Tepe H, Bernard M, Hertel P (1992) Die resorbierbare Intrakutannaht. Operat Orthop Traumatol 4: 283–285
Inzisionsfolie, Anwendung	1	Höntzsch D (1990) Sich ablösende Inzisionsfolie. Akt Traumatol 20:322–323. Georg Thieme Verlag Stuttgart

Oberarmfraktur, Kondylenplatte	1, 2	Winter E, Volkmann R, Eingartner C, Weller S (1995) Die „95-Kondylenplatte für kleinwüchsige Erwachsene und Jugendliche" zur Stabilisierung proximaler Humerusfrakturen. Akt Traumatol 25 : 85–87.
Oberarmfraktur, Lagerung	1	Maurer H, Winker KH (1995) Operative Strategie, Zugangswege und Arbeitsschritte: Verletzungen und Frakturen am Oberarm 1. Teil. Akt Traumatol 25:A1–8.
Oberschenkel, Defektdeckung	1, 2, 3, 4	Siebert CH, Höfler HR, Bruns J, Hansis M (1996) Der „reversed" M. biceps femoris Lappen zur Defektdeckung am distalen Oberschenkel. Chirurg 67 : 1188–1192
Oberschenkelfraktur, Rotationsfehlstellungen	1, 2, 3	Krettek C, Schandelmaier P, Tscherne H (1996) Distale Femurfrakturen: Transartikuläre Rekonstruktion, perkutane Plattenosteosynthese und retrograde Nagelung. Unfallchirurg 99 : 2–10
OSG-Arthrodese, dorsaler Zugang	1, 2	Campbell P (1990) Arthrodesis of the ankle with modified distraction – compression and bone grafting. J Bone Joint Surg 72 – A:552–556
OSG-Arthroskopie, Gelenksdistraktion	1, 2	Kohn D (1995) Arthroskopie. In: Bauer R, Kerschbaumer F, Poisel S. Orthopädische Operationslehre – Becken und untere Extremität. Teil 2. Georg Thieme Verlag Stuttgart
Osteitis, Teicoplanin-PMMA-Stab	1	Weiß E, Forke L, Wuttke M (1996) Herstellung eines Teicoplanin-PMMA-Stabes zur temporären Implantation bei Osteitis. Akt Traumatol 26 : 213–215.
Ostitis necroticans pubis, operative Therapie	1, 2	Grace JN, Sim FH, Shives TC, Coventry MB (1989) Wedge resection of the symphysis pubis for the treatment of osteitis pubis. J Bone Joint Surg 71-A:358–364
Patellaquerfraktur, externe Stabilisierung	1	Quan-Yi L, Jia-Wen W (1987) Fracture of the patella treated by open reduction and external compressive skeletal fixation. J Bone Joint Surg 69-A:83–89
Patellarsehne, augmentierte Rekonstruktion	1	Fujikawa K, Ohtani T, Matsumoto H, Seedhom BB (1994) Reconstruction of the extensor apparatus of the knee. J Bone Joint Surg 76 – B:200–203
Patellarsehnenruptur, Semitendinosus-Augmentation	1	Larson RV, Simonian PT (1995) Semitendinosus augmentation of acute patellar tendon repair with immediate mobilization. Am J Sports Med 23 : 82–86

Patellektomie partielle, Rekonstruktion des Streckapparates	1	Saltzman CL, Goulet JA, McClellan RT, Schneider LA, Matthews LS (1990) Results of treatment of displaced patellar fractures by partial patellectomy. J Bone Joint Surg 72-A:1279–1285
Peronealsehnenluxation, Weichteil-technische Versorgung	1, 2, 3, 4	Lankes P, Krüger-Franke M, Rosemeyer B (1996) Die Operationstechnik der Peronealsehnenluxation. Sportorthop Sporttraumatol 12.1:47–50
Pin-Kanäle infizierte, minimal-invasive Revision	1, 2, 3	Partington PF, Montgomery RJ, Naisby GP (1996) CT-guided trephine excision of an infected iliac pin site after pelvic fracture. J Bone Joint Surg 78-B: 668–669
Platte, intramedulläre	1	Isler B (1990) Chirurgische Maßnahmen bei metastatischen Läsionen des Extremitäten- und des Beckenskelettes. Unfallchirurg 93:449–456
Popliteussehnenausriß, Versorgung	1	Garth WP, Pomphrey MM, Merrill KD (1992) Isolated avulsion of the popliteus tendon: Operative repair. J Bone Joint Surg 74-A:130–132
Processus coronoideus, Fraktur, Rekonstruktion	1	Bopp F, Tielemann FW, Holz U (1991) Ellenbogenluxationen mit Frakturen am Processus coronoideus und Radiusköpfchentrümmerfraktur. Unfallchirurg 94:322–324
Quadrizepssehnenansatz, augmentierte Rekonstruktion	1	Fujikawa K, Ohtani T, Matsumoto H, Seedhom BB (1994) Reconstruction of the extensor apparatus of the knee with the Leeds-Keio ligament. J Bone Joint Surg 76-B: 200–203
Radiusfraktur distale, Reposition	1, 2, 3	Wittner B, Holz U (1993) Die Reposition und Spickung dislozierter Radiusfrakturen. Operat Orthop Traumatol 5:286–290
Radschutz, Op-Sicherheit	1, 2	Rang M (1991) Wheelguards: A safety measure in the operating room. J Bone Joint Surg 73-B:177
Reposition, Joystick-Technik	1	Grechenig W, Clement H, Stockenhuber N, Bratschitsch G, Fellinger M (1998) Unaufgebohrte Oberschenkelmarknagelung - ist eine Lagerung am Extensionstisch noch sinnvoll? Akt Traumatol 28:216–220.
Ringfixateur, Hexapode	1, 2	Seide K, Wolter D (1996) Universelle dreidimensionale Korrektur und Reposition mit dem Ringfixateur. Unfallchirurg 99:422–424

Ringfixateur, Kabelrollen	1, 2	Weber M (1998) Segmenttransport des Knochens mittels Kabelrollen und flexiblen Draht. Med Orth Tech 118:134–140
Röntgendiagnostik, Hilfslinien	1, 2	Haag C, Kuner EH (1994) Kindliche Verletzungen an Oberarmschaft, Ellenbogengelenk und Unterarmschaft. OP-Journal 2:186–193. ©SYNTHES GmbH & Co. KG, Umkirch/Bochum, Herstellung Georg Thieme Verlag Stuttgart)
Scaphoid-Verletzung, radiologische Darstellung	1	Roolker W, Tiel-van Buul MMC, Bossuyt PMM, Bakker AJ, Bos KE, Marti RK, Broekhuizen AH (1996) Carpal box radiography in suspected scaphoid fracture. J Bone Joint Surg 78 – B:535–539
Schraubenaustrittsstelle, radiologische Bestimmung	1, 2	Landes C, Mehta S, Seligson D (1993) Die radiologische Bestimmung der Schraubenaustrittsstelle am Femurkondylus. Unfallchirurg 96:473–476
Schultereckgelenk, implantatfreie Rekonstruktion	1, 2	Hessmann M, Gotzen L, Gehling H (1995) Acromioclavicular reconstruction augmented with polydioxanonsulphate bands. Am J Sports Med 23:552–556
Segmenttransport geschlossener, Zugseile	1, 2, 3	Weber M (1998) eigene Abbildungen
Sehnen-Passer, schonend und preiswert	1, 2	Krackow KA, Cohn BT (1987) A new technique for passing tendon through bone. J Bone Joint Surg 69-A: 922–925
Spickdrähte, Umbiegetechnik	1, 2	Zimmer M, Jansson V (1994) Neues zur Technik der Spickdrahtosteosynthese. Sportverletz Sportschaden 8:50.
Spongiosaentnahme, hinterer Beckenkamm	1	Colterjohn NR, Bednar DA (1997) Procurement of bone graft from the iliac crest. J Bone Joint Surg 79 – A:756–759
Spongiosaplastik, transpedikuläre	1	Amon K (1990) Wirbelkörperaufrichtung mit Fixateur interne. Akt Traumatol 20:62–63.
Strecksehnenausrisse der Langfinger, operative Versorgung	1, 2, 3	Ruland WO (1998) Knöcherne Strecksehnenausrisse an den Langfingern. Operat Orthop Traumatol 10:309–316
Syndesmosenruptur, Versorgung	1	Arlinghaus E, Mayer F (1990) Die isolierte Ruptur der vorderen distalen Syndesmose Akt Traumatol 20:184–187.
Talusdestruktion, TCNC-Arthrodese	1, 2, 3	Weber M, Schwer EH, Siebert CH (1999) Fokussanierung einer chronisch sequestrierten Talusosteomyelitis durch TCNC-Arthrodese. Unfallchirurg 102:402–405

Tibiakopffraktur, arthroskopisch assistierte Versorgung	1, 2, 3, 4	Troullier HH, Krüger-Franke M, Kugler A, Rosemeyer B (1995) Die Operationstechnik der arthroskopisch assistierten Osteosynthese der Tibiaplateaufraktur. Sportorthop Sporttraumatol 11:100−104
Unterschenkelfraktur, UTN und Zangenfixateur	1	Schütz M, Südkamp N, Guy P, Asbach O, Kolbeck S (1996) Der neue AO-Zangenfixateur in Kombination mit dem unaufgebohrten Tibiamarknagel zur Versorgung hochgradig instabiler Tibiaschaftfrakturen. Akt Traumatol 26: 287−291.
UTN, Pollerschraube	1	Krettek C, Schandelmaier P, Rudolf J, Tscherne H (1994) Aktueller Stand der operativen Technik für die unaufgebohrte Nagelung von Tibiaschaftfrakturen mit dem UTN. Unfallchirurg 97:575−599
Verbundosteosynthese, modifizierte	1	Strube HD (1999) Stabilitätsverbesserung der Plattenosteosynthese am pathologisch geschwächten Knochen mittels modifizierter Verbundosteosynthese. OP-Journal 15:94−96. ©SYNTHES GmbH & Co. KG, Umkirch/Bochum, Herstellung Georg Thieme Verlag Stuttgart
Winkelplatte, Plattensitzinstrument	1	Böhmer G, Böhm HJ, Hierholzer G (1993) Modifikation der AO-Führungsplatte und Anwendung von Aufsteckschablonen bei der Winkel- und Kondylenplattenosteosynthese. OP-Journal 1:76−78. ©SYNTHES GmbH & Co. KG, Umkirch/Bochum, Herstellung Georg Thieme Verlag Stuttgart
Wundverschluß, Hautzugverfahren	1, 2	Böhm HJ, Hierholzer G, Strich R (1994) Dynamische Hautnaht zum Verschluß des Inzisionsdefektes nach Kompartmentspaltung. Akt Traumatol 24:140−145.
Zuggurtung, Sicherung der Reposition	1	Lukosch C, Kunze K (1991) Ein Verfahren zur Reposition und intraoperativen Repositionssicherung bei Zuggurtungsosteosynthesen. Akt Traumatol 21:75−76.

Stichwortverzeichnis